妇产科疾病诊断与治疗

FUCHANKE JIBING ZHENDUAN YU ZHILIAO

主编 颜志群 李 园 步翠霞 徐海燕

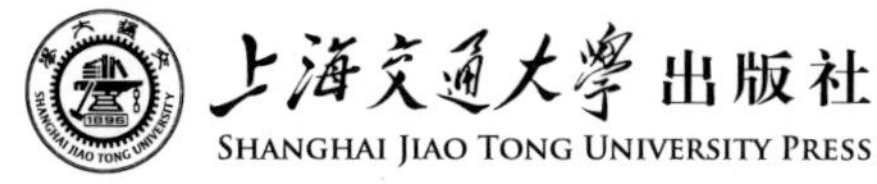

内容提要

本书首先介绍了妇产科临床必备的基础内容；然后叙述了妇产科常见疾病的病因、发病机制、临床表现、辅助检查、诊断标准、鉴别诊断及治疗等，从多个角度介绍了妇产科疾病诊疗的关键点，突出了近年来妇产科学领域取得的成就；最后还根据当今社会不孕率不断攀升的现状，加入了不孕症的内容。本书内容涵盖面广，紧密结合临床实际，并突出了近年来妇产科学领域取得的成就，具有新颖性、实用性和科学性，适合各级医院的妇产科医师及医学院校学生阅读使用。

图书在版编目（CIP）数据

妇产科疾病诊断与治疗 / 颜志群等主编. --上海 ：上海交通大学出版社，2024.5

ISBN 978-7-313-30797-2

Ⅰ. ①妇… Ⅱ. ①颜… Ⅲ. ①妇产科病－诊疗 Ⅳ. ①R71

中国国家版本馆CIP数据核字（2024）第106832号

妇产科疾病诊断与治疗

FUCHANKE JIBING ZHENDUAN YU ZHILIAO

主　　编：颜志群　李　园　步翠霞　徐海燕

出版发行：上海交通大学出版社

地　　址：上海市番禺路951号

邮政编码：200030

电　　话：021-64071208

印　　制：广东虎彩云印刷有限公司

经　　销：全国新华书店

开　　本：710mm×1000mm 1/16

印　　张：11.75

字　　数：207千字

插　　页：2

版　　次：2024年5月第1版

印　　次：2024年5月第1次印刷

书　　号：ISBN 978-7-313-30797-2

定　　价：198.00元

编委会

◎ 主　编

颜志群　李　园　步翠霞　徐海燕

◎ 副主编

汤家会　高　楠　向　菊　周显玉

◎ 编　委（按姓氏笔画排序）

王艳梅　湖南省永州市中心医院

向　菊　四川省遂宁市中医院

汤家会　四川省泸州市妇幼保健院

（四川省泸州市第二人民医院）

李　园　山东省金乡县人民医院

李　娟　中国人民解放军联勤保障部队第960医院

李程程　徐州医科大学第二附属医院

步翠霞　北大医疗鲁中医院

周显玉　四川省盐源县中医医院

赵同娟　滨州医学院附属医院

徐海燕　山东省淄博市市立医院

高　楠　山东省立第三医院

焦亚男　山东省青岛市黄岛区中医医院

颜志群　山东省邹平市中心医院

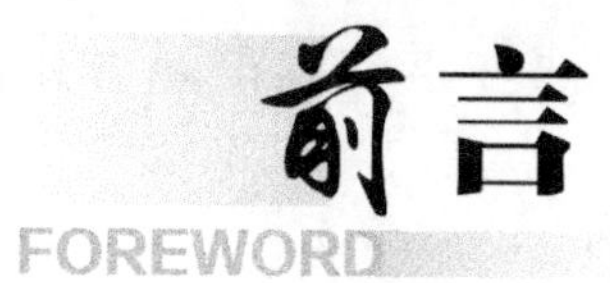

前言

FOREWORD

女性的一生，从出生至临终会经历新生儿期、儿童期、青春期、性成熟期、绝经过渡期和绝经后期6个阶段。在这漫长的时期里，尤其是发育成熟后，因婚配、生育等特殊的人生事件，女性各方面生理功能均有可能发生异常，同时也会因社会发展及外界环境变化的影响而发生感染性疾病、生殖器官肿瘤、生殖系统内分泌疾病等。妇产科学在社会发展及医疗实践过程中应运而生，并逐步成熟。

近年来，妇女健康与妇产科疾病的防治问题引起社会广泛重视，保护妇女健康、防治妇产科疾病已成为医学上重大的攻坚任务。妇产科医师作为新时代的女性健康守护者，不仅要多学、多练，提升自己的业务水平，还要在临床工作中，多做、做好宣教，加大面向女性的保健知识普及力度，以增加女性对自身健康的重视与关注度、提高女性就医主动性，达到对疾病的早预防、早诊断、早治疗之目的。为了加强妇产科医务工作者之间的经验交流，传递更多的实用性知识，我们特组织了一批长期奋战在临床一线的妇产科医务工作者，编写了这本《妇产科疾病诊断与治疗》。

本书紧密结合临床，首先介绍了妇产科临床必备的基础内容；然后以先妇科后产科的顺序，围绕疾病的病因、发病机制、临床表现、辅助检查、诊断标准、鉴别诊断及治疗等进行叙述，从多个角度介绍了妇产科疾病诊疗的关键点，突出了近年来妇产科学领域取得的新成就；除此之外，还根据当今社会不孕率不断攀升的现状，加入了不孕症的内容。本书内容涵盖面广，紧密结合临床实际，具有新颖性、实用性和科学性，适合各级医院的妇产科医师及医学院校学生阅读使用。

本书编者均为临床医务人员，书稿撰写经验较少，工作繁忙且时间紧促，书中若存在疏漏之处，敬请广大读者批评指正。

《妇产科疾病诊断与治疗》编委会

2023 年 12 月

目录

CONTENTS

第一章
妇产科常用检查技术

第一节　宫腔镜检查

宫腔镜检查直接检视宫腔内病变，并可以定位取材，较传统的诊断性刮宫（简称诊刮）、子宫输卵管碘油造影及B超检查更为直观、准确，明显提高了诊断的准确率，被誉为宫腔内病变诊断的金标准。

一、术前评估与准备

宫腔镜检查前应先对患者进行全面评估并完善各项术前检查。

(1)确认检查指征。

(2)询问病史：尤其是有无糖尿病、高血压及重要脏器疾病，有无出血倾向，能否耐受较长时间的膀胱截石位，能否耐受检查术造成的不适，宫颈松弛程度，有无发生并发症的高危因素等。以此来决定是否采取麻醉手段（若需麻醉，还需据此选择麻醉方式），选择适合的手术器械，以及决定是否预防性应用抗生素。

(3)查体：常规测量体温、血压、脉搏，妇科检查有无生殖道急性炎症。

(4)化验检查：血常规、尿常规、凝血功能、肝功能、肾功能、乙肝表面抗原、人类免疫缺陷病毒（HIV）等多项指标检查，阴道分泌物检查。

(5)充分沟通：向患者讲解宫腔镜检查的必要性及操作过程，以取得患者的理解及配合。

(6)签署检查术协议书。

(7)检查时间选择：除特殊情况外，一般以月经干净后5天内为宜。此时子宫内膜薄，黏液少，不易出血，观察效果满意。对于不规则流血患者可在血止后任何时间进行检查。在子宫出血时如有必要检查，可在酌情给予抗生素后进行。

二、适应证与禁忌证

(一)适应证

对任何疑有宫腔内病变或要对宫腔内病变做出诊断及治疗的患者,均为宫腔镜检查的适应证。

(1)异常子宫出血(abnormal uterine bleeding,AUB)是宫腔镜检查的主要适应证,包括生育期、围绝经期及绝经后的异常子宫出血。对疑有子宫内膜癌的患者,因宫腔镜检查可能造成癌细胞向腹腔内扩散,实施检查时膨宫压力不宜过高。

(2)疑有宫腔内占位性病变,如息肉、肌瘤等。

(3)疑有子宫畸形,如单角子宫、子宫中隔等。

(4)宫腔粘连的诊断及分型。

(5)检查不孕症的宫内因素。

(6)检查习惯性流产及妊娠失败的子宫颈管及子宫内原因。

(7)宫内异物。

(8)诊断及纠正节育器位置异常,节育器嵌顿、断裂等。

(9)检查与妊娠有关的疾病,如多次清宫后仍考虑不全流产者、胎盘或胎骨残留、葡萄胎、绒癌等。

(10)检查幼女阴道异物及恶性肿瘤。

(11)判定子宫颈癌的范围及放射治疗(简称放疗)的效果。

(12)宫腔镜手术后的疗效观察。

(13)经宫腔镜放置输卵管镜检查输卵管异常。

(14)评估药物对子宫内膜的影响。

(二)禁忌证

(1)体温达到或超过 37.5 ℃应暂缓手术。

(2)患有严重心、肺、肝、肾疾病,难以耐受宫腔镜检查者。

(3)患有血液系统疾病,且无后续治疗措施。

(4)急性、亚急性生殖道炎症。

(5)近期子宫穿孔史。

(6)子宫大量出血。

(7)宫颈过硬、难以扩张,或宫腔过度狭小、难以膨宫者。

(8)浸润性宫颈癌。

(9)早孕欲继续妊娠者。

三、宫腔镜检查操作

(一)麻醉及镇痛

麻醉及镇痛对于保障手术安全至关重要,可减少迷走神经功能亢进的发生,避免心脑综合征等并发症的发生。

常用的镇痛、麻醉方法如下。

1.吲哚美辛(消炎痛栓)

检查前 20 分钟将药栓 50～100 mg 塞入肛门深处。

2.凯扶兰

检查前 30 分钟口服凯扶兰 25～50 mg。

3.宫颈管黏膜表面麻醉

用长棉签浸 2%利多卡因插入宫颈管内,上达内口水平,停留 1 分钟。

4.子宫内膜喷淋麻醉

将利多卡因凝胶经宫颈管喷注于子宫内膜表面,5 分钟后检查。

5.宫颈旁神经阻滞麻醉

于两侧宫颈旁各注入 1%普鲁卡因 5～10 mL 或 0.5%利多卡因 5～10 mL。

6.静脉麻醉

静脉注入丙泊酚等药物。

(二)检查方法

(1)体位:截石位;双合诊或 B 超检查确定子宫位置、大小。

(2)常规消毒外阴、阴道,铺无菌巾,外阴部覆盖带袋的粘贴手术巾;暴露宫颈,宫颈管内置入无痛碘长棉签消毒。

(3)接通宫腔镜:确认宫腔镜检查设备连接正确,置镜前必须排空注水管及鞘套、光学视管间的空气;膨宫压力设定为 9.3～13.3 kPa(70～100 mmHg),液体流速为每分钟 200～300 mL。

(4)宫颈局部麻醉后扩张宫颈,将宫颈扩张至大于检查镜镜鞘直径 0.5～1.0 mm为宜。

(5)检查顺序:①镜体自宫颈沿宫颈管、宫腔自然腔道方向缓慢、轻柔推入,避免推起子宫内膜或形成假道。首先观察宫颈管。②镜体缓慢进入宫腔,观察整个宫腔形态。边观察边转动镜轴柄,顺序观察宫腔前壁、左侧宫壁、后壁、右侧宫壁。观察内膜情况：有无发育异常、宫内占位、宫腔粘连等异常情况。③镜体到达宫底，转动镜轴柄将检查镜分别对向宫腔两侧，观察双侧宫角及输卵管子宫开口。对于有生育要求的患者，可调节膨宫压力，观察输卵管开口蠕动情况。④检查完毕，在退出镜体时再次观察宫颈管。

(6)对无性生活的女性进行宫腔镜检查，可不放置阴道窥器及宫颈钳，以保留处女膜的完整性，满足患者需要。

(三)宫腔镜检查中的常见问题及处理

1.宫腔镜进入困难

宫颈狭窄、宫颈管粘连及子宫曲度过大均可导致宫腔镜进入困难。如宫颈管粘连、子宫曲度过大，可使用探针探寻宫腔方向；如宫颈狭窄，可使用 Hegar 扩张器扩张宫颈。必要时可使用麻醉。

2.宫腔内有血凝块或出血

可加大膨宫压力及液体流速将血块及血液冲出。

3.膨宫不良导致视野不清

多因宫颈过松，膨宫液外漏造成。可调整宫颈钳，钳闭宫颈外口、加大膨宫压力及液体流速。

四、宫腔镜检查的并发症及预防

(一)损伤

1.原因

在扩宫及插入宫腔镜时，由于子宫曲度过大、动作粗暴可能发生宫颈撕裂、子宫穿孔，发生率约为 0.1%；镜体进入宫颈内口后，发生子宫穿孔的概率明显降低。因膨宫压力过高导致已闭塞的输卵管破裂，极为罕见。

2.预防措施

(1)警惕发生子宫穿孔、宫颈裂伤的高危因素，如哺乳期、绝经后妇女及子宫曲度过大、疑有恶性肿瘤的患者。高危患者可于检查前放置宫颈扩张棒，或阴道放置米索前列醇 200 μg，促使宫颈软化，防止损伤。

(2)注意膨宫压力设置，一般在 13.3 kPa(100 mmHg)以下。

(3)B 超监护引导下置镜可减少因置镜方向错误导致的损伤。

(4)如有出血增多或患者有剧烈腹痛时，应用 B 超全面扫查盆腔，注意子宫周围有无游离液体，结合镜下图像，判断有无子宫穿孔及假道形成。

(二)心脑综合征

扩张宫颈及膨胀宫腔可导致迷走神经张力增加，表现出与人工流产时相同的心脑综合征，临床出现头晕、胸闷、流汗、恶心、呕吐、脉搏和心率减慢等症状，一般给予阿托品 0.5～1.0 mg 肌内注射或静脉推注后症状均可缓解。术前对患者的心理护理，术中轻柔操作、避免过度牵拉宫颈及快速膨宫可减少心脑综合征的发生。

(三)气体栓塞

膨宫时注水管内空气未排净，可能引起空气栓塞，临床表现为胸闷、气急、呛咳等，应立即停止操作，对症处理。

(四)出血

一般宫腔镜检查后均可有少量出血，多在术后 1 周内干净。出血较多可对症处理。

(五)感染

若严格按照正规程序操作，感染发生率很低。Franklin 报道发生率约为 0.2%。偶发病例均有慢性盆腔炎史。因此术前应详细询问病史，并进行盆腔检查，必要时术中及术后酌情给予抗生素。

第二节　腹腔镜检查

妇科腹腔镜检查是融现代妇科手术和内镜诊治技术为一体的微创妇科诊治技术，也是当今妇科医师必备的一种手术技巧。腹腔镜手术是在密闭的盆、腹腔内进行检查或治疗的内镜手术。将接有冷光源照明的腹腔镜经腹壁进入腹腔，连接摄像系统，将盆腔、腹腔内脏器官显示于监视屏幕上。手术医师通过屏幕检查并诊断疾病称为诊断性腹腔镜；在腹腔外操纵进入盆、腹腔的手术器械，在屏幕直视下对疾病进行手术治疗称为治疗性腹腔镜。

一、适应证

(一)诊断性腹腔镜

(1)怀疑子宫内膜异位症，腹腔镜检查是最佳的方法。

(2)盆腔粘连伴有腹痛症状。

(3)治疗无效及不明原因的急、慢性腹痛和盆腔痛。

(4)不孕症。可明确或排除盆腔疾病及了解输卵管外观、判断输卵管通畅程度。

(5)绝经后或青春期前持续存在的<5 cm 的盆腔肿块。

(6)进行辅助生育技术治疗前了解输卵管阻塞与否。

(7)治疗无效的痛经。

(二)治疗性腹腔镜

国际妇产科联盟(FIGO)提出应有 60%以上妇科手术在内镜下完成。以下疾病是目前国内可用腹腔镜手术治疗的。

(1)输卵管妊娠:可进行输卵管切除术;或行切开输卵管去除胚胎及妊娠囊,局部注射药物治疗的手术。

(2)输卵管系膜囊肿切除术。

(3)输卵管因素的不孕症(输卵管粘连、积水等):行输卵管粘连分离和整形、输卵管造口手术。

(4)卵巢良性肿瘤:可行卵巢肿瘤剥除术、患侧卵巢或附件切除术。

(5)多囊卵巢综合征:有生育要求的患者由于排卵障碍,在药物治疗无效或在氯米芬治疗出现药物抵抗时行卵巢打孔治疗以替代卵巢楔形切除。

(6)子宫肌瘤:行子宫肌瘤切除术、子宫切除术及腹腔镜辅助的阴式子宫切除术,也可行肌瘤消融术、子宫动脉阻断手术等。

(7)盆腔子宫内膜异位症:进行盆腔腹膜病灶电凝或切除,剥除卵巢子宫内膜异位囊肿,分离粘连、深部浸润型子宫内膜异位症病灶切除手术等。

(8)输卵管卵巢囊肿或盆腔脓肿:可在腹腔镜下行输卵管卵巢囊肿或盆腔脓肿切开引流、开窗或切除术,以增加抗生素疗效,缩短应用抗生素的时间及减少盆腔粘连。

(9)早期子宫内膜癌和早期宫颈癌:可在腹腔镜下行筋膜外全子宫切除或广泛全子宫切除术,保留子宫的宫颈根治手术,以及腹主动脉旁、盆腔淋巴结切除手术。

(10)生殖道畸形:明确诊断后行残角子宫切除、人工阴道成形等手术治疗。

(11)计划生育:节育环外游取出、子宫穿孔创面修补、绝育术、绝育术后输卵管复通治疗(输卵管端端吻合手术)。

(12)盆底功能障碍与妇科泌尿手术:子宫骶韧带折叠术、子宫骶骨固定术、阴道骶骨固定术、骶棘韧带固定术、阴道旁侧修补术、耻骨后膀胱尿道悬吊术或Burch手术。

(13)剖宫产憩室修补手术。

二、禁忌证

(1)患有严重心血管疾病及呼吸系统疾病不能耐受麻醉者。

(2)凝血系统功能障碍者。

(3)膈疝患者。

三、术前准备

(一)详细采集病史

准确掌握诊断性或治疗性腹腔镜指征。

(二)术前检查

行全身体格检查、盆腔检查。辅助检查包括阴道分泌物检查、宫颈刮片细胞学检查，术前1周内心电图及胸部X线检查排除心血管疾病，术前3个月内进行肝、肾功能检查确保正常，常规进行血生化检查及乙肝病毒抗原、抗体检测。卵巢肿瘤患者常规进行糖类抗原(CA)125、CA199、CA153、癌胚抗原(CEA)、甲胎蛋白(AFP)、人绒毛膜促性腺激素(HCG)等肿瘤标志物测定。

(三)肠道、泌尿道、阴道准备

诊断性手术或无明显盆腔粘连的治疗性腹腔镜术前一天用肥皂水灌肠，或口服20%甘露醇250 mL及2 000 mL生理盐水或聚乙二醇电解质散溶液清洁肠道。疑有盆腔粘连的治疗性腹腔镜手术前3天行肠道准备：无渣半流质饮食2天，手术前一天流质饮食或禁食并根据情况补液2 000～3 000 mL，清洁灌肠；手术当天禁食。术前留置导尿管。拟行阴道操作者术前行阴道冲洗。

(四)腹部皮肤准备

注意脐孔的清洁。

(五)体位、麻醉

在手术时取头低臀高(脚高)并倾斜15°～25°位，使肠管滑向上腹部，暴露盆腔手术野。诊断性腹腔镜可在硬膜外麻醉＋静脉辅助用药或全身麻醉下进行。治疗性腹腔镜选择全身麻醉为宜。

四、操作步骤

(一)诊断性腹腔镜

1.人工气腹

在脐孔旁 2 cm 处用布巾钳向上提起腹壁,可直接纵向切开脐孔中央皮肤放置腹腔套管,也可用气腹针于脐孔正中处与腹部皮肤呈 90°穿刺进入腹腔,连接 CO_2 气腹机,以 CO_2 充气流量 1～2 L/min的速度充入 CO_2。当腹腔压力达 1.9～2.0 kPa(14～15 mmHg)时,机器会自动停止充气,拔去气腹针。

2.放置腹腔套管

根据套管针外鞘直径,切开脐孔正中皮肤 10～12 mm,布巾钳提起腹壁,用套管针从切开处与腹部皮肤呈 90°穿刺进入腹腔,去除套管针芯,将腹腔镜自套管鞘进入腹腔,确认腹腔镜已经进入腹腔后连接好 CO_2 气腹机,并开始充气,打开冷光源,即可见盆腔内器官。

3.放置举宫器

有性生活者常规消毒外阴、阴道后,放置举宫器。

4.盆腔探查

认识正常盆腔内各器官是辨别盆腔内器官疾病和进行腹腔镜手术的基础。取头低臀高(脚高)并倾斜 15°～25°位,使肠管滑向上腹部,暴露盆腔手术野,按顺序常规检查盆腔内各器官。探查后根据盆腔内各器官疾病进行输卵管通液、卵巢活检等进一步检查。

(二)治疗性腹腔镜

人工气腹及进入腹腔方法同诊断性腹腔镜操作。进行腹腔镜下治疗性手术需要在腹壁不同部位穿刺形成 2～3 个放置手术器械的操作孔,其步骤如下。

1.操作孔穿刺

常规妇科腹腔镜手术除在脐孔中央做 10 mm 纵切口置入腹腔镜外,还需要进行第二次、第三次穿刺,一般选择在左、右下腹部相当于麦氏切口位置的上下。根据手术需要还可以在耻骨联合上正中2～4 cm 部位进行第四次穿刺。将腹腔镜直视下对准穿刺部位,通过透光,避开腹壁血管,特别是腹壁下动脉,根据手术器械直径切开皮肤 5 mm 或 10 mm,垂直于腹壁用 5 mm 或 10 mm 的套管穿刺针在腹腔镜的监视下穿刺进入盆腔。耻骨联合上的穿刺一定要在膀胱空虚的条件下进行,以防损伤膀胱。

2.手术操作基础

医师必须具备以下操作技术方可进行腹腔镜手术治疗：①用腹腔镜跟踪、暴露手术野；②熟悉腹腔镜下组织解剖结构；③组织分离；④注水分离；⑤组织切开；⑥止血；⑦套圈结扎；⑧腔内打结、腔外打结；⑨缝合；⑩掌握各种电能源手术器械及其他能源使用技术如激光、超声刀、血管闭合系统等。

3.手术操作原则

按经腹手术的操作步骤进行腹腔镜下手术。

4.手术结束

用生理盐水冲洗盆腔，检查无出血，无内脏损伤，停止充入 CO_2 气体，并放尽腹腔内 CO_2 气体，取出腹腔镜及各穿刺点的套管鞘，10 mm 以上的穿刺切口需要缝合。

五、术后处理

（一）穿刺口

用无菌创可贴覆盖。

（二）导尿管

手术当天需要留置导尿管。根据手术方式决定术后留置导尿管时间。

（三）饮食

术后数小时后恢复正常饮食。

（四）抗生素

根据手术类型决定是否使用抗生素预防感染。盆腔炎及盆腔脓肿引流者可适当延长抗生素使用时间。

六、并发症及其防治

（一）大血管损伤

妇科腹腔镜手术穿刺部位临近腹膜后腹主动脉、下腔静脉和髂血管，损伤这些大血管，可能危及患者生命，应该严格避免此类并发症发生。一旦发生，应立即中转开腹止血，修补血管。

（二）腹壁血管损伤

腹壁下动脉损伤是较严重的并发症。第二次和第三次穿刺应在腹腔镜直视下避开腹壁血管进行。对腹壁血管损伤应及时发现并在腹腔镜监视下进行电凝或缝合止血。

(三)术中出血

出血是治疗性腹腔镜手术中最常见的并发症,特别是进行腹腔镜子宫全切术时容易发生。手术者应熟悉盆、腹腔解剖结构,熟练掌握手术操作技术,熟练应用各种腹腔镜手术能源。

(四)脏器损伤

主要指与内生殖器官邻近的脏器,如膀胱、输尿管及直肠损伤,多在手术者手术操作不熟练或由于组织粘连导致解剖结构异常时容易发生。未能在手术中发现的肠道损伤,特别是脏器电损伤将导致术后数天发生肠瘘、腹膜炎,严重者可导致全身感染、中毒性休克。患者预后差。

(五)与 CO_2 气腹相关的并发症

皮下气肿、术后上腹部不适及肩痛是常见的与 CO_2 气腹有关的并发症。上腹部不适及右肩疼痛,是由于 CO_2 气腹对膈肌刺激所致,术后数天内症状减轻或消失。如手术中发现胸壁上部及颈部皮下气肿,应该及时检查各穿刺孔是否存在腹腔气腹皮下泄漏并及时降低气腹压力以防 CO_2 气体蓄积体内。

(六)其他术后并发症

穿刺口不愈合、穿刺口痛、术后尿潴留均可发生于手术后,但较少出现。

第三节　生殖道细胞学检查

女性生殖道细胞包括来自阴道、宫颈、子宫和输卵管的上皮细胞。生殖道脱落细胞包括阴道上段、宫颈阴道部、子宫、输卵管及腹腔的上皮细胞,其中以阴道上段、宫颈阴道部的上皮细胞为主。临床上常通过生殖道脱落细胞检查来反映患者生殖系统的生理及病理变化。生殖道细胞受性激素的影响出现周期性变化,因此,检查生殖道脱落细胞可反映体内性激素水平。此外,此项检查还可协助诊断生殖器不同部位的恶性肿瘤及观察其治疗效果,既简便又经济实用。但是,生殖道脱落细胞检查找到恶性细胞只能作为初步筛选,不能定位,还需要进一步检查才能确诊。

一、生殖道细胞学检查取材、制片及相关技术

(一)涂片种类及标本采集

采取标本前24小时内禁止性生活、阴道检查、阴道灌洗及阴道用药,取材用具必须清洁干燥。

1.阴道涂片

其主要目的是了解卵巢或胎盘功能。对已婚女性,一般选择在阴道侧壁上1/3处用小刮板轻轻刮取浅层细胞(避免将深层细胞混入影响诊断),薄而均匀地涂于玻片上;对未婚、阴道分泌物极少的女性,可将卷紧的已消毒棉签先用生理盐水浸湿,然后伸入阴道,在其侧壁上1/3处轻轻卷取细胞,取出棉签,在玻片上向一个方向涂片。涂片置固定液内固定后显微镜下观察。值得注意的是,因棉签接触阴道口可能影响涂片的正确性。

2.宫颈刮片

宫颈刮片是筛查早期宫颈癌的重要方法。取材应在宫颈外口鳞-柱状上皮交接处,以宫颈外口为圆心,用木质铲形小刮板轻轻刮取一周,取出刮板,在玻片上向一个方向涂片,涂片置固定液内固定后显微镜下观察。注意应避免损伤组织引起出血而影响检查结果。若白带过多,应先用无菌干棉球轻轻擦净黏液,再刮取标本。该取材方法获取细胞数目较少,制片也较粗劣,故目前应用已逐渐减少。

1996年美国FDA批准了改善的制片技术——薄层液基细胞学技术,以期改善由于传统巴氏涂片上存在着大量的红细胞、白细胞、黏液及脱落坏死组织等而造成的50%～60%假阴性。目前有Thinprep和AutoCyte Prep两种方法,两者原理类似。液基细胞学与常规涂片的操作方法不同在于,它利用特制小刷子刷取宫颈细胞,标本取出后立即吸入有细胞保存液的小瓶中,通过高精密度过滤膜过滤,将标本中的杂质分离,并使滤后的上皮细胞呈单层均匀地分布在玻片上。这种制片方法几乎保存了取材器上所有的细胞,且去除了标本中杂质的干扰,避免了细胞的过度重叠,使不正常细胞更容易被识别。利用薄层液基细胞学技术可将识别宫颈高度病变的灵敏度和特异度提高至85%和90%左右。此外,该技术一次取样可多次重复制片并可供做人乳头瘤病毒(HPV)DNA检测和自动阅片。

3.宫颈管涂片

疑为宫颈管癌,或绝经后的妇女由于宫颈鳞-柱状上皮交接处退缩到宫颈管

内，为了解宫颈管情况，可行此项检查。先将宫颈表面分泌物拭净，用小型刮板进入宫颈管内，轻刮一周做涂片。此外，使用特制“细胞刷”获取宫颈管上皮细胞的效果更好。将“细胞刷”置于宫颈管内，达宫颈外口上方 10 mm 左右，在宫颈管内旋转 360°取出，旋转“细胞刷”将附着于其上的细胞均匀地涂于玻片上，立即固定。小刷子取材效果优于棉拭子，而且其刮取的细胞被宫颈管内的黏液所保护，不会因空气干燥造成细胞变性。

4.宫腔吸片

怀疑宫腔内有恶性病变时，可采用宫腔吸片检查，较阴道涂片及诊刮阳性率高。选择直径为1～5 mm 的不同型号塑料管，一端连于干燥消毒的注射器，另一端用大镊子送入宫腔内达宫底部，上下左右转动方向，轻轻抽吸注射器，将吸出物涂片、固定、染色。应注意的是，取出吸管时应停止抽吸，以免将宫颈管内容物吸入。宫腔吸片标本中可能含有输卵管、卵巢或盆腹腔上皮细胞成分。另外，还可通过宫腔灌洗获取细胞。用注射器将 10 mL 无菌生理盐水注入宫腔，轻轻抽吸洗涤内膜面，然后收集洗涤液，离心后取沉渣涂片。此项检查既简单、取材效果好，且与诊刮相比，患者痛苦小，易于接受，特别适合于绝经后出血妇女。

5.局部印片

用清洁玻片直接贴按病灶处作印片，经固定、染色、镜检。常用于外阴及阴道的可疑病灶。

(二)染色方法

细胞学染色方法有多种，如巴氏染色法、邵氏染色法及其他改良染色法。常用的为巴氏染色法，该法既可用于检查雌激素水平，也可用于查找癌细胞。

(三)辅助诊断技术

辅助诊断技术包括免疫细胞化学、原位杂交技术、影像分析、流式细胞测量及自动筛选或人工智能系统等。

二、正常生殖道脱落细胞的形态特征

(一)鳞状上皮细胞

阴道及宫颈阴道部被覆的鳞状上皮相仿，均为非角化性的分层鳞状上皮。上皮细胞分为表层、中层及底层，其生长与成熟受雌激素影响。因而女性一生中不同时期及月经周期中不同时间，各层细胞比例均不相同，细胞由底层向表层逐渐成熟。鳞状细胞的成熟过程是：细胞由小逐渐变大；细胞形态由圆形变为舟形、多边形；胞质染色由蓝染变为粉染；胞质由厚变薄；胞核由大变小，由疏松变为致密。

1.底层细胞

相当于组织学的深棘层，又分为内底层细胞和外底层细胞。

(1)内底层细胞：又称生发层，只含一层基底细胞，是鳞状上皮再生的基础。其细胞学表现为：细胞小，为中性多核白细胞的4～5倍，呈圆形或椭圆形，巴氏染色胞质蓝染，核大而圆。育龄妇女的阴道细胞学涂片中无内底层细胞。

(2)外底层细胞：含3～7层细胞。其细胞学表现为：细胞比内底层细胞大，为中性多核白细胞的8～10倍，呈圆形，巴氏染色胞质淡蓝，核为圆形或椭圆形，核浆比例为1∶(2～4)。卵巢功能正常时，涂片中很少出现。

2.中层细胞

相当于组织学的浅棘层，是鳞状上皮中最厚的一层。根据其脱落的层次不同，形态各异。接近底层者细胞呈舟状，接近表层者细胞大小与形状接近表层细胞；胞质巴氏染色淡蓝，根据储存的糖原多寡，可有多量的嗜碱性染色或半透明胞质；核小，呈圆形或卵圆形，淡染，核浆比例低，约为1∶10。

3.表层细胞

表层细胞相当于组织学的表层。细胞大，为多边形，胞质薄，透明；胞质粉染或淡蓝，核小、固缩。核固缩是鳞状细胞成熟的最后阶段。表层细胞是育龄妇女宫颈涂片中最常见的细胞。

(二)柱状上皮细胞

柱状上皮细胞又分为宫颈黏膜细胞及子宫内膜细胞。

1.宫颈黏膜细胞

其有黏液细胞和带纤毛细胞两种。在宫颈刮片及宫颈管吸取物涂片中均可找到。黏液细胞呈高柱状或立方状，核在底部，呈圆形或卵圆形，染色质分布均匀，胞质内有空泡，易分解而留下裸核。带纤毛细胞呈立方形或矮柱状，带有纤毛，核位于细胞底部，为圆形或卵圆形，胞质易退化融合成多核，多见于绝经后。

2.子宫内膜细胞

其较宫颈黏膜细胞小，细胞为低柱状，为中性多核白细胞的1～3倍；核呈圆形，核大小、形状一致，多成堆出现；胞质少，呈淡灰色或淡红色，边界不清。

(三)非上皮成分

如吞噬细胞、白细胞、淋巴细胞、红细胞等。

三、生殖道脱落细胞在内分泌检查方面的应用

阴道鳞状上皮细胞的成熟程度与体内雌激素水平成正比，雌激素水平越高，阴道上皮细胞分化越成熟。因此，阴道鳞状上皮细胞各层细胞的比例可反映体内雌激素水平。临床上常用 4 种指数代表体内雌激素水平，即成熟指数、致密核细胞指数、嗜伊红细胞指数和角化指数。

（一）成熟指数（maturation index，MI）

MI 是阴道细胞学卵巢功能检查最常用的一种。计算方法是在低倍显微镜下观察计算300 个鳞状上皮细胞，求得各层细胞的百分率，并按底层/中层/表层顺序写出，如底层 5、中层 60、表层 35，MI 应写成5/60/35。若底层细胞百分率高称左移，提示不成熟细胞增多，即雌激素水平下降；若表层细胞百分率高称右移，提示雌激素水平升高。一般有雌激素影响的涂片，基本上无底层细胞；轻度影响者表层细胞＜20%；高度影响者表层细胞＞60%。在卵巢功能减退时则出现底层细胞：轻度减退底层细胞＜20%；中度减退底层细胞占 20%～40%；高度减退底层细胞＞40%。

（二）致密核细胞指数（karyopyknotic index，KI）

KI 即鳞状上皮细胞中表层致密核细胞的百分率。计算方法为从视野中数 100 个表层细胞及其中致密核细胞数目，从而计算百分率。如其中有 40 个致密核细胞，则 KI 为 40%。KI 越高，表示上皮细胞越成熟。

（三）嗜伊红细胞指数（eosinophilic index，EI）

EI 即鳞状上皮细胞中表层红染细胞的百分率。通常红染表层细胞在雌激素影响下出现，所以此指数可以反映雌激素水平，指数越高，提示上皮细胞越成熟。

（四）角化指数（cornification index，CI）

CI 是指鳞状上皮细胞中的表层（最成熟的细胞层）嗜伊红性致密核细胞的百分率，用以表示雌激素的水平。

四、阴道涂片在妇科疾病诊断中的应用

（一）闭经

阴道涂片可协助了解卵巢功能状况和雌激素水平。若涂片检查有正常周期性变化，提示闭经原因在子宫及其以下部位，如子宫内膜结核、宫颈或宫腔粘连

等;若涂片中中层和底层细胞多,表层细胞极少或无,无周期性变化,提示病变在卵巢,如卵巢早衰;若涂片表现不同程度雌激素低落,或持续雌激素轻度影响,提示垂体或以上或其他全身性疾病引起的闭经。

(二)功能失调性子宫出血

1.无排卵型功能失调性子宫出血

涂片表现中至高度雌激素影响,但也有较长期处于低至中度雌激素影响。雌激素水平高时右移显著,雌激素水平下降时出现阴道流血。

2.排卵性功能失调性子宫出血

涂片表现周期性变化,MI 明显右移,中期出现高度雌激素影响,EI 可达 90%左右。但排卵后,细胞堆积和皱褶较差或持续时间短,EI 虽有下降但仍偏高。

(三)流产

1.先兆流产

由于黄体功能不足引起的先兆流产表现为 EI 于早孕期增高,经治疗后 EI 下降提示好转。若再度 EI 增高,细胞开始分散,流产可能性大。若先兆流产而涂片正常,表明流产非黄体功能不足引起,用孕激素治疗无效。

2.过期流产

EI 升高,出现圆形致密核细胞,细胞分散,舟形细胞少,较大的多边形细胞增多。

(四)生殖道感染性疾病

1.细菌性阴道病

常见的病原体有阴道嗜酸杆菌、球菌、加德纳尔菌和放线菌等。涂片中炎性阴道细胞表现为细胞核呈豆状,核破碎和核溶解,上皮细胞核周有空晕,胞质内有空泡。

2.衣原体性宫颈炎

涂片上可见化生的细胞胞质内有球菌样物及嗜碱性包涵体,感染细胞肥大多核。

3.病毒性感染

常见的有单纯疱疹病毒Ⅱ型(HSV-Ⅱ)和 HPV。

(1)HSV 感染:早期表现为感染细胞的核增大,染色质结构呈“水肿样”退变,染色质变得很细,散布在整个胞核中,呈淡的嗜碱性染色,均匀,有如毛玻璃状，细胞多呈集结状，有许多胞核。晚期可见嗜伊红染色的核内包涵体，周围可见一清亮晕环。

(2)HPV 感染：鳞状上皮细胞被 HPV 感染后具有典型的细胞学改变。在涂片标本中见挖空细胞、不典型角化不全细胞及反应性外底层细胞。典型的挖空细胞表现为上皮细胞内有 1～2 个增大的核，核周有透亮空晕环或壁致密的透亮区，提示有 HPV 感染。

五、生殖道脱落细胞在妇科肿瘤诊断上的应用

(一)癌细胞特征

癌细胞特征主要表现在细胞核、细胞及细胞间关系的改变。

1.细胞核的改变

其表现为核增大，核浆比例失常；核大小不等，形态不规则；核深染且深浅不一；核膜明显增厚、不规则，染色质分布不均，颗粒变粗或凝聚成团；因核分裂异常，可见双核及多核；核畸形，如分叶、出芽、核边内凹等不规则形态；核仁增大变多及出现畸形裸核。

2.细胞改变

细胞大小不等，形态各异。胞质减少，染色较浓，若变性则内有空泡或出现畸形。

3.细胞间关系改变

癌细胞可单独或成群出现，排列紊乱。早期癌涂片背景干净清晰，晚期癌涂片背景较脏，见成片坏死细胞、红细胞及白细胞等。

(二)宫颈/阴道细胞学诊断的报告形式

其主要为分级诊断及描述性诊断两种。目前我国多数医院仍采用分级诊断，临床常用巴氏 5 级分类法。

1.巴氏分类法

(1)其阴道细胞学诊断标准。①巴氏Ⅰ级：正常。为正常阴道细胞涂片。②巴氏Ⅱ级：炎症。细胞核普遍增大，淡染或有双核，也可见核周晕或胞质内空泡。一般属良性改变或炎症。临床分为ⅡA 及ⅡB。ⅡB是指个别细胞核异质明显，但又不支持恶性；其余为ⅡA。③巴氏Ⅲ级：可疑癌。主要是核异质，表现为核大深染，核形不规则或双核。对不典型细胞，性质尚难肯定。④巴氏Ⅳ级：高度可疑癌。细胞有恶性特征，但在涂片中恶性细胞较少。⑤巴氏Ⅴ级：癌。具有典型的多量癌细胞。

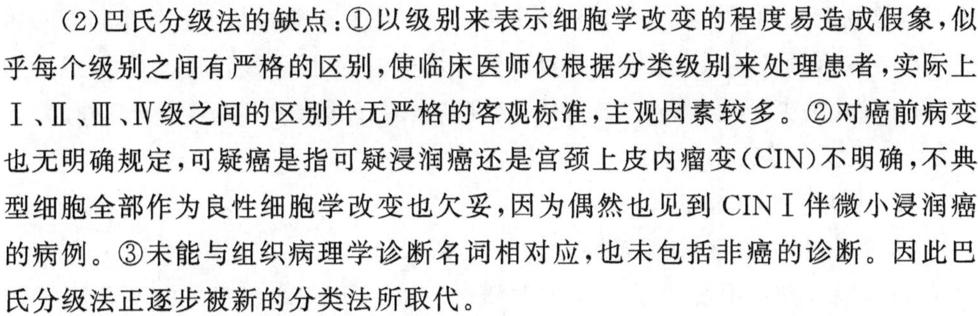

(2)巴氏分级法的缺点:①以级别来表示细胞学改变的程度易造成假象,似乎每个级别之间有严格的区别,使临床医师仅根据分类级别来处理患者,实际上Ⅰ、Ⅱ、Ⅲ、Ⅳ级之间的区别并无严格的客观标准,主观因素较多。②对癌前病变也无明确规定,可疑癌是指可疑浸润癌还是宫颈上皮内瘤变(CIN)不明确,不典型细胞全部作为良性细胞学改变也欠妥,因为偶然也见到CINⅠ伴微小浸润癌的病例。③未能与组织病理学诊断名词相对应,也未包括非癌的诊断。因此巴氏分级法正逐步被新的分类法所取代。

2.TBS分类法及其描述性诊断内容

为了使妇科生殖道细胞学的诊断报告与组织病理学术语一致,使细胞学报告与临床处理密切结合,1988年美国制定宫颈/阴道细胞学TBS(the Bethesda system)命名系统。国际癌症协会于1991年对宫颈/阴道细胞学的诊断报告正式采用了TBS分类法。TBS分类法改良了以下3方面:将涂片制作的质量作为细胞学检查结果报告的一部分;对病变的必要描述;给予细胞病理学诊断并提出治疗建议。这些改良加强了细胞病理学医师与妇科医师间的沟通。TBS描述性诊断报告主要包括以下内容。

(1)感染。①原虫:滴虫或阿米巴原虫阴道炎。②细菌:球杆菌占优势,发现线索细胞,提示细菌性阴道炎;杆菌形态提示放线菌感染。③衣原体感染:形态提示衣原体感染,建议临床进一步证实。④真菌:形态提示念珠菌感染;形态提示纤毛菌(真菌样菌)。⑤病毒:形态提示疱疹病毒感染;形态提示巨细胞病毒感染;形态提示HPV感染(HPV感染包括鳞状上皮轻度不典型增生,应建议临床进一步证实)。⑥其他。

(2)反应性细胞的改变:①细胞对炎症的反应性改变(包括化生细胞)。②细胞对损伤(包括活组织检查、激光、冷冻和电灼治疗等)的反应性改变。③细胞对放疗和化学治疗(简称化疗)的反应性改变。④宫内节育器(IUD)引起上皮细胞的反应性改变。⑤萎缩性阴道炎。⑥激素治疗的反应性改变。⑦其他。前3种情况下亦可出现修复细胞或不典型修复细胞。

(3)鳞状上皮细胞异常:①不明确诊断意义的不典型鳞状上皮细胞(atypical squamous cell of undetermined significance,ASCUS)。②鳞状上皮细胞轻度不典型增生(LSIL),CIN Ⅰ级。③鳞状上皮细胞中度不典型增生,CINⅡ。④鳞状上皮细胞重度不典型增生(HSIL),CINⅢ。⑤可疑鳞癌细胞。⑥肯定癌细胞,若能明确组织类型,则按下述报告:角化型鳞癌;非角化型鳞癌;小细胞型鳞癌。

(4)腺上皮细胞异常:①子宫内膜细胞团-基质球。②子宫内膜基质细胞。③

未明确诊断意义的不典型宫颈管柱状上皮细胞。④宫颈管柱状上皮细胞轻度不典型增生。⑤宫颈管柱状上皮细胞重度不典型增生。⑥可疑腺癌细胞。⑦腺癌细胞(高分子腺癌或低分化腺癌)。若可能,则判断来源:颈管、子宫内膜或子宫外。

(5)不能分类的癌细胞。

(6)其他恶性肿瘤细胞。

(7)激素水平的评估(阴道涂片)。

TBS 报告方式中提出了一个重要概念——不明确诊断意义的不典型鳞状上皮细胞(ASCUS),即既不能诊断为感染、炎症、反应性改变,也不能诊断为癌前病变和恶变的鳞状上皮细胞。ASCUS 包括不典型化生细胞、不典型修复细胞、与萎缩有关的不典型鳞状上皮细胞、角化不良细胞,以及诊断 HPV 证据不足,又不除外者。ASCUS 术语因不同的细胞病理学家可能标准亦不够一致,但其诊断比例不应超过低度鳞状上皮内病变的 2～3 倍。TBS 报告方式要求诊断 ASCUS,指出可能为炎症等反应性或可能为癌前病变,并同时提出建议。若与炎症、刺激、宫内节育器等反应性有关者,应于 3～6 个月复查;若可能有癌前病变或癌存在,但异常细胞程度不够诊断标准者,应行阴道镜活检。

(三)PAPNET 电脑涂片系统

近年来,PAPNET 电脑涂片系统,即计算机辅助细胞检测系统(computer-assisted cytology test,CCT),在宫颈癌早期诊断中得到广泛应用。PAPNET 电脑涂片系统装置包括三部分,即自动涂片系统、存储识别系统和打印系统,是利用电脑及神经网络软件对涂片进行自动扫描、读片、自动筛查,最后由细胞学专职人员作出最后诊断的一种新技术,其原理是基于神经网络系统在自动细胞学检测这一领域的运用。

PAPNET 可通过经验来鉴别正常与不正常的巴氏涂片。具体步骤:在检测中心,经过上机处理的细胞涂片每百张装入片盒送入计算机房;计算机先将涂片分为 3 000～5 000 个区域,再对涂片上30 万～50 万个细胞按区域进行扫描,最后筛选出 128 个最可疑细胞通过数字照相机进行自动对焦录制到光盘上,整个过程需 8～10 分钟;然后将光盘送往中间细胞室,经过一套与检测中心配套的专业高分辨率解像设备,由细胞学家复验。如有异议或不明确图像,可在显示器帮助下,显微镜自动找到所需观察位置,细胞学家再用肉眼观察核实。最后,采用 1991 年 TBS 分类法作出诊断报告及治疗意见,并附有阳性图片供临床医师参考。PAPNET 方法具有高度敏感性和准确性,并能克服直接显微镜下读片因视觉疲劳造成的漏诊,省时省力,适用于大量人工涂片检测的筛选工作。

第四节　生殖器官活组织检查

生殖器官活组织检查是自生殖器官病变处或可疑部位取小部分组织作病理学检查，简称“活检”。在绝大多数情况下，活检是诊断最可靠的依据。常用的取材方法有局部活检、诊断性宫颈锥形切除、诊刮、组织穿刺检查。

一、局部活检

（一）外阴活检

1.适应证

（1）确定外阴色素减退疾病的类型及排除恶变。

（2）外阴部赘生物或久治不愈的溃疡需明确诊断及排除恶变者。

（3）外阴特异性感染，如结核、尖锐湿疣、阿米巴等。

2.禁忌证

（1）外阴急性化脓性感染。

（2）月经期。

（3）疑为恶性黑色素瘤者。

3.方法

患者取膀胱截石位，常规外阴消毒，铺盖无菌孔巾，取材部位以0.5%利多卡因做局部浸润麻醉。小赘生物可自蒂部剪下或用活检钳钳取，局部压迫止血，病灶面积大者行部分切除。标本置于10%甲醛溶液固定后送病检。

（二）阴道活检

1.适应证

阴道赘生物、阴道溃疡灶。

2.禁忌证

急性外阴炎、阴道炎、宫颈炎、盆腔炎及月经期。

3.方法

患者取膀胱截石位。阴道窥器暴露活检部位并消毒。活检钳咬取可疑部位组织，对表面有坏死的肿物，要取至深层新鲜组织，无菌纱布压迫止血，必要时阴道内置无菌带尾棉球压迫止血，嘱患者24～48小时后自行取出。活检组织固定后常规送病理检查。

(三)子宫颈活检

1.适应证

(1)宫颈细胞学涂片检查巴氏Ⅲ级或Ⅲ级以上者;宫颈细胞学涂片检查巴氏Ⅱ级经抗感染治疗后仍为Ⅱ级者;宫颈细胞学涂片 TBS 分类法诊断鳞状细胞异常者。

(2)肿瘤固有荧光诊断仪或阴道镜检查时,反复可疑阳性或阳性者。

(3)疑有宫颈癌或慢性特异性炎症,需进一步明确诊断者。

2.方法

(1)患者取膀胱截石位,阴道窥器暴露宫颈,用干棉球揩净宫颈黏液及分泌物,局部消毒。

(2)用活检钳在宫颈外口鳞-柱交界处或肉眼糜烂较深或特殊病变处取材。可疑宫颈癌者可选宫颈 3、6、9、12 点位置 4 点取材。若临床已明确为宫颈癌,只为明确病理类型或浸润程度时可做单点取材。为提高取材准确性,还可在阴道镜指导下或应用肿瘤固有荧光诊断仪行定位活检,或在宫颈阴道部涂以复方碘溶液,选择不着色区取材。

(3)宫颈局部填带尾棉球压迫止血,嘱患者 12 小时后自行取出。

3.注意事项

(1)患有阴道炎症(阴道滴虫及真菌感染等)应治愈后再取活检。

(2)妊娠期原则上不做活检,以避免流产、早产,但临床高度怀疑宫颈恶性病变者仍应检查。月经前期不宜做活检,以免与切口出血相混淆,且月经来潮时切口仍未愈合,可增加内膜组织在切口种植机会。

二、诊断性子宫颈锥切术

(一)适应证

(1)宫颈刮片细胞学检查多次找到恶性细胞,而宫颈多处活检及分段诊刮病理检查均未发现癌灶者。

(2)宫颈活检为原位癌或镜下早期浸润癌,而临床可疑为浸润癌,为明确病变累及程度及决定手术范围者。

(3)宫颈活检证实有重度不典型增生者。

(二)禁忌证

(1)阴道、宫颈、子宫及盆腔急性或亚急性炎症。

(2)月经期。

(3)有血液病等出血倾向者。

(三)方法

(1)蛛网膜下腔或硬膜外阻滞麻醉下,患者取膀胱截石位,外阴、阴道消毒,铺无菌巾。

(2)导尿后,用阴道窥器暴露宫颈并消毒阴道、宫颈。

(3)以宫颈钳钳夹宫颈前唇向外牵引,扩张宫颈管并做宫颈管搔刮术。宫颈涂碘液在病灶外或碘不着色区外 0.5 cm 处,以尖刀在宫颈表面做环形切口,深约 0.2 cm,包括宫颈上皮及少许皮下组织,按 30°～50°角向内做宫颈锥形切除。根据不同的手术指征,可深入宫颈管 1.0～2.5 cm。

(4)于切除标本的 12 点位置处做一标志,以 10%甲醛溶液固定,送病理检查。

(5)创面止血用无菌纱布压迫多可奏效。若有动脉出血,可用肠线缝扎止血,也可加用止血粉、吸收性明胶海绵、凝血酶等止血。

(6)将要行子宫切除者,子宫切除的手术最好在锥切术后48 小时内进行,可行宫颈前后唇相对缝合封闭创面止血。若不能在短期内行子宫切除或无须做进一步手术者,则应行宫颈成形缝合术或荷包缝合术,术毕探查宫颈管。

(四)注意事项

(1)用于治疗者,应在月经净后 3～7 天内施行,术后用抗生素预防感染,术后 6 周探查宫颈管有无狭窄,2 个月内禁性生活及盆浴。

(2)用于诊断者,不宜用电刀、激光刀,以免破坏边缘组织,影响诊断。

三、诊刮

诊刮是诊断宫腔疾病采用的重要方法之一。其目的是获取宫腔内容物(子宫内膜和其他组织)做病理检查,协助诊断。若同时疑有宫颈管病变时,需对宫颈管及宫腔分步进行诊刮,简称“分段诊刮”。

(一)一般诊刮

1.适应证

(1)异常子宫出血或阴道排液,需证实或排除子宫内膜癌、宫颈管癌,或其他病变如流产、子宫内膜炎等。

(2)月经失调,如功能失调性子宫出血或闭经,需了解子宫内膜变化及其对性激素的反应。

(3)不孕症,需了解有无排卵或疑有子宫内膜结核者。

(4)因宫腔内有组织残留或功能失调性子宫出血长期多量出血时,刮宫不仅有助于诊断,还有止血效果。

2.禁忌证

(1)急性阴道炎、宫颈炎。

(2)急性或亚急性盆腔炎。

(3)急性严重全身性疾病。

(4)手术前体温>37.5 ℃。

3.方法

一般不需麻醉。对宫颈内口较紧者,酌情给予镇痛剂、局麻或静脉麻醉。

(1)排尿后取膀胱截石位,外阴、阴道常规消毒,铺无菌孔巾。

(2)做双合诊,了解子宫大小、位置及旁组织情况,用阴道窥器暴露宫颈,再次消毒宫颈与宫颈管,钳夹宫颈前唇或后唇,子宫探针缓缓进入,探子宫方向及宫腔深度。若宫颈内口过紧,可用宫颈扩张器扩张至小刮匙能进入为止。

(3)阴道后穹隆处置盐水纱布 1 块,以收集刮出的内膜碎块,用特制的诊断性刮匙由内向外沿宫腔四壁及两侧宫角有次序地将内膜刮除,并注意宫腔有无变形及高低不平,取下纱布上的全部组织固定于 10%甲醛溶液或 95%乙醇中,送病理检查。

(二)分段诊刮

为鉴别子宫内膜癌及宫颈癌,应做分段刮宫。先不探查宫腔深度,以免将宫颈管组织带入宫腔混淆诊断。用小刮匙按自宫颈管内口至外口的顺序刮宫颈管 1 周,将所刮取宫颈管组织置纱布上;然后刮匙进入宫腔刮取子宫内膜。刮出宫颈管黏膜及子宫腔内膜组织分别装瓶、固定,送病理检查。

若刮出物肉眼观察高度怀疑为癌组织时,不应继续刮宫,以防出血及癌扩散。若肉眼观察未见明显癌组织时,应全面刮宫,以防漏诊。

1.适应证

分段诊刮多在出血时进行,适用于绝经后子宫出血;或老年患者疑有子宫内膜癌,需要了解宫颈管是否被累及时。

2.方法

常规消毒后首先刮宫颈内口以下的颈管组织,然后按一般性诊刮处置,将颈管及宫腔组织分开固定送检。

(三)诊刮时注意事项

(1)不孕症患者,应选在月经前或月经来潮 12 小时内刮宫,以判断有无排卵。

(2)功能失调性子宫出血,如疑为子宫内膜增生症者,应于月经前 1～2 天或月经来潮24 小时内刮宫;疑为子宫内膜剥脱不全时,则应于月经第 5～7 天刮宫;不规则出血者随时可以刮宫。

(3)疑为子宫内膜结核者,应于经前 1 周或月经来潮 12 小时内诊刮,刮宫时要特别注意子宫两角部,因该部位阳性率较高。诊刮前 3 天及术后 3 天每天肌内注射链霉素 0.75 g 及异烟肼0.3 g口服,以防诊刮引起结核病灶扩散。

(4)疑有子宫内膜癌者,随时可诊刮,除宫体外,还应注意自宫底取材。

(5)若为了解卵巢功能而做诊刮时,术前至少 1 个月停止应用性激素,否则易得出错误结果。

(6)出血、子宫穿孔、感染是刮宫的主要并发症。有些疾病可能导致刮宫时大出血,应术前输液、配血并做好开腹准备;哺乳期、绝经后及子宫患有恶性肿瘤者,均应查清子宫位置并仔细操作,以防子宫穿孔;长期有阴道出血者,宫腔内常有感染,刮宫能促使感染扩散,术前术后应给予抗生素。术中严格无菌操作。刮宫患者术后 2 周内禁性生活及盆浴,以防感染。

(7)术者在操作时唯恐不彻底,反复刮宫,易伤及子宫内膜基底层,造成子宫内膜炎或宫腔粘连,导致闭经,应注意避免。

第五节　输卵管通畅检查

输卵管通畅检查的主要目的是检查输卵管是否畅通,了解子宫和输卵管腔的形态及输卵管的阻塞部位。常用的方法有输卵管通气术、输卵管通液术、子宫输卵管造影术。其中输卵管通气术因有发生气栓的潜在危险,且准确率仅为45％～50％,故临床上已逐渐被其他方法所取代。近年来随着内镜的临床应用,已普遍采用腹腔镜直视下输卵管通液检查、宫腔镜下经输卵管口插管通液试验和腹腔镜联合检查等方法。

一、输卵管通液术

输卵管通液术是检查输卵管是否通畅的一种方法，并具有一定的治疗功效。即通过导管向宫腔内注入液体，根据注液阻力大小、有无回流及注入液体量和患者感觉等判断输卵管是否通畅。由于操作简便，无须特殊设备，广泛用于临床。

(一)适应证

(1)不孕症，男方精液正常，疑有输卵管阻塞者。

(2)检验和评价输卵管绝育术、输卵管再通术或输卵管成形术的效果。

(3)对输卵管黏膜轻度粘连有疏通作用。

(二)禁忌证

(1)内外生殖器急性炎症或慢性炎症急性或亚急性发作者。

(2)月经期或有不规则阴道流血者。

(3)可疑妊娠期者。

(4)严重的全身性疾病，如心、肺功能异常等，不能耐受手术者。

(5)体温高于 37.5 ℃者。

(三)术前准备

(1)月经干净 3～7 天，禁性生活。

(2)术前半小时肌内注射阿托品 0.5 mg 解痉。

(3)患者排空膀胱。

(四)方法

1.器械

阴道窥器、宫颈钳、长弯钳、宫颈导管、20 mL 注射器、压力表、Y 形管等。

2.常用液体

生理盐水或抗生素溶液(庆大霉素 8 万 U、地塞米松 5 mg、透明质酸酶 1 500 U，注射用水 20～50 mL)，可加用 0.5%的利多卡因 2 mL 以减少输卵管痉挛。

3.操作步骤

(1)患者取膀胱截石位，外阴、阴道、宫颈常规消毒，铺无菌巾，双合诊了解子宫的位置及大小。

(2)放置阴道窥器充分暴露子宫颈，再次消毒阴道穹隆部及宫颈，以宫颈钳钳夹宫颈前唇。沿宫腔方向置入宫颈导管，并使其与宫颈外口紧密相贴。

(3)用 Y 形管将宫颈导管与压力表、注射器相连，压力表应高于 Y 形管水平，以免液体进入压力表。

(4)将注射器与宫颈导管相连，并使宫颈导管内充满生理盐水，缓慢推注，压力不可超过21.3 kPa(160 mmHg)。观察推注时阻力大小、经宫颈注入的液体是否回流，患者下腹部是否疼痛。

(5)术毕取出宫颈导管，再次消毒宫颈、阴道，取出阴道窥器。

(五)结果评定

1.输卵管通畅

顺利推注 20 mL 生理盐水无阻力，压力维持在 8.0～10.7 kPa(60～80 mmHg)；或开始稍有阻力，随后阻力消失，无液体回流，患者也无不适感，提示输卵管通畅。

2.输卵管阻塞

勉强注入 5 mL 即感有阻力，压力表见压力持续上升而不见下降，患者感下腹胀痛，停止推注后液体又回流至注射器内，表明输卵管阻塞。

3.输卵管通而不畅

注射液体有阻力，再经加压注入又能推进，说明有轻度粘连已被分离，患者感轻微腹痛。

(六)注意事项

(1)所用无菌生理盐水温度以接近体温为宜，以免液体过冷造成输卵管痉挛。

(2)注入液体时必须使宫颈导管紧贴宫颈外口，防止液体外漏。

(3)术后 2 周禁盆浴及性生活，酌情给予抗生素预防感染。

二、子宫输卵管造影

子宫输卵管造影(HSG)是通过导管向子宫腔及输卵管注入造影剂，X 线下透视及摄片，根据造影剂在输卵管及盆腔内的显影情况了解输卵管是否通畅、阻塞的部位及子宫腔的形态。该检查损伤小，能对输卵管阻塞做出较正确诊断，准确率可达 80%，且具有一定的治疗作用。

(一)适应证

(1)了解输卵管是否通畅及其形态、阻塞部位。

(2)了解宫腔形态，确定有无子宫畸形(若有子宫畸形，则确定其类型)，有无宫腔粘连、子宫黏膜下肌瘤、子宫内膜息肉及异物等。

(3)内生殖器结核非活动期。

(4)不明原因的习惯性流产,于排卵后做造影了解宫颈内口是否松弛,宫颈及子宫是否畸形。

(二)禁忌证

(1)内、外生殖器急性或亚急性炎症。

(2)严重的全身性疾病,不能耐受手术者。

(3)妊娠期、月经期。

(4)产后、流产、刮宫术后6周内。

(5)碘过敏者。

(三)术前准备

(1)造影时间以月经干净3～7天为宜,术前3天禁性生活。

(2)做碘过敏试验,阴性者方可造影。

(3)术前半小时肌内注射阿托品0.5 mg解痉。

(4)术前排空膀胱,便秘者术前行清洁灌肠,以使子宫保持正常位置,避免出现外压假象。

(四)方法

1.设备及器械

X线放射诊断仪、子宫导管、阴道窥器、宫颈钳、长弯钳、20 mL注射器。

2.造影剂

目前国内外均使用碘造影剂,分油溶性与水溶性两种。油剂(40%碘化油)密度大,显影效果好,刺激小,过敏少,但检查时间长,吸收慢,易引起异物反应,形成肉芽肿或形成油栓;水剂(76%泛影葡胺液)吸收快,检查时间短,但子宫输卵管边缘部分显影欠佳,细微病变不易观察,有的患者在注药时有刺激性疼痛。

3.操作步骤

(1)患者取膀胱截石位,常规消毒外阴、阴道,铺无菌巾,检查子宫位置及大小。

(2)以窥器扩张阴道,充分暴露宫颈,再次消毒宫颈及阴道穹隆部,用宫颈钳钳夹宫颈前唇,探查宫腔。

(3)将40%碘化油充满宫颈导管,排出空气,沿宫腔方向将其置入宫颈管内,徐徐注入碘化油,在X线透视下观察碘化油流经输卵管及宫腔情况并摄片,

24 小时后再摄盆腔平片，以观察腹腔内有无游离碘化油。若用泛影葡胺液造影，应在注射完后立即摄片，10～20 分钟后第二次摄片，观察泛影葡胺液流入盆腔情况。

(4)注入碘油后子宫角圆钝而输卵管不显影，则考虑输卵管痉挛，可保持原位，肌内注射阿托品0.5 mg或针刺合谷、内关穴，20 分钟后再透视、摄片；或停止操作，下次摄片前先使用解痉药物。

(五)结果评定

1.正常子宫、输卵管

宫腔呈倒三角形，双侧输卵管显影形态柔软，24 小时后摄片盆腔内见散在造影剂。

2.宫腔异常

患宫腔结核时子宫失去原有的倒三角形态，内膜呈锯齿状不平；患子宫黏膜下肌瘤时可见宫腔充盈缺损；子宫畸形时有相应显示。

3.输卵管异常

患输卵管结核时显示输卵管形态不规则、僵直或呈串珠状，有时可见钙化点；有输卵管积水时输卵管远端呈气囊状扩张；24 小时后盆腔 X 线摄片未见盆腔内散在造影剂，说明输卵管不通；输卵管发育异常，可见过长或过短的输卵管、异常扩张的输卵管、输卵管憩室等。

(六)注意事项

(1)碘化油充盈宫颈导管时，必须排尽空气，以免空气进入宫腔造成充盈缺损，引起误诊。

(2)宫颈导管与子宫内口必须紧贴，以防碘油流入阴道内。

(3)导管不要插入太深，以免损伤子宫或引起子宫穿孔。

(4)注入碘化油时用力不可过大，推注不可过快，防止损伤输卵管。

(5)透视下发现造影剂进入异常通道，同时患者出现咳嗽，应警惕发生油栓，立即停止操作，取头低脚高位，严密观察。

(6)造影后 2 周禁盆浴及性生活，可酌情给予抗生素预防感染。

(7)有时可因输卵管痉挛而造成输卵管不通的假象，必要时重复进行造影。

三、妇产科内镜输卵管通畅检查

近年来，随着妇产科内镜的大量采用，为输卵管通畅检查提供了新的方法，包括腹腔镜直视下输卵管通液检查、宫腔镜下经输卵管口插管通液试验和腹腔镜联合检查等方法，其中腹腔镜直视下输卵管通液检查准确率可达 90%～95%。但由于内镜手术对器械要求较高，且腹腔镜仍是创伤性手术，故并不推荐作为常规检查方法。通常在对不孕、不育患者行内镜检查时例行输卵管通液(加用亚甲蓝染液)检查。内镜检查注意事项同上。

第二章
妇产科常用治疗技术

第一节 激光疗法

激光是20世纪60年代发展起来的一门新技术，被称为是20世纪最重大的4项科技成果（原子能、半导体、计算机、激光）之一。应用激光治疗疾病的方法称为激光疗法。

一、激光的生物学效应

(一)热效应

光子作用于生物分子时被吸收和激活，并激活生物分子，被激活的生物分子通过与其他分子的多次碰撞，产生热效应。应用高能量密度的激光照射生物组织时，这种热效应可以使组织凝固、炭化和激化，是激光疗法的基础。

(二)机械效应

激光作用于机体后，可以产生如光压效应、电致伸缩效应、反向压力效应，膨胀与声学效应尤为明显。这些机械效应使激光在作用于不同组织时，产生不同的治疗作用。

(三)电磁场效应

激光能产生很强的电磁场，作用于机体时，可改变组织的导电性，影响组织内自由基的形成，从而诱发细胞内各种生物学改变。

(四)光化效应

光能可以激活在组织内或细胞内发生的某些化学反应，由于激光的能量密度高，所以激光引起的这种光化反应同一般光辐射引起的有所区别。

(五)生物刺激效应

是生物体对低功率激光照射时所表现的复杂反应,可以使其恢复正常的生理状态,促进组织的再生,通过经络穴位调整机体阴阳平衡、气血运行和改善脏腑功能,并调节新陈代谢的过程。

二、妇产科应用

(一)妇科疾病

1.宫颈上皮内肿瘤

以往治疗主张子宫切除和冷冻治疗,但术中和术后并发症较多。利用 CO_2 激光治疗宫颈上皮内肿瘤,一次治疗成功率达 76.4%,二次治疗成功率达 98%,该项治疗具有安全、有效、迅速、简单和价廉等优点。

2.阴道癌

常发生在阴道上 1/3 处,应用激光光动力学法效果满意。给患者按体重比例静脉注射血卟啉衍生物,48 小时后利用氩离子激光通过阴道镜由光纤照射病灶区,有报道其成功率达到 92%。

3.慢性宫颈炎

可利用 CO_2 激光,或掺钕钇铝石榴石激光对病变部位照射,治愈率为53%~94%。

4.宫颈肌瘤

可利用 CO_2 激光进行切除治疗,术中出血少,术后无感染、粘连等并发症,且较少复发。

5.盆腔炎

激光治疗方法较多,可利用氦-氖激光穴位照射法,常用穴位有关元、中极、大横、维胞,配穴有足三里、三阴交、归来、肾俞等。也可用氦-氖激光照射法,常用反射区有 T_{10} 的卵巢反射区;T_{10}~L_1、S_2~S_4 的子宫反射区;T_{11}~L_1、L_1~L_3 的输卵管反射区。或者用氦-氖激光散焦直接照射下腹部。临床资料显示治疗效果满意。

6.外阴白色病变

可利用 CO_2 激光或氦-氖激光照射,照射后局部皮肤变光泽、柔软,皲裂、溃疡消失,颜色粉红或接近正常。外阴溃疡利用激光照射也有一定的效果。

7.外阴瘙痒症

利用 CO_2 激光汽化疗法,近期有效率在 90%以上,但疗效不巩固。

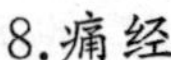

8.痛经

主要采用氦-氖激光穴位照射，选关元、中极穴配三阴交、足三里、血海、阴陵泉穴，可选子宫、交感、皮质下、神门等穴。

(二)产科疾病

1.矫正胎位

用氦-氖激光照射双侧至阴穴，每次照射前应检查胎位，若已转成头位，应停止治疗。有报道臀位转胎成功率达70%。

2.妊娠期高血压疾病

也可使用氦-氖激光照射穴位，常用穴位有人迎、大椎、曲池、足三里、太冲穴等，也可选用耳穴如降压点、高血压点、降压沟，交感、神门等穴。

3.催乳

可利用氦-氖激光直接照射乳头乳晕部位，一般照射4次即可见效，大部分病例乳量于照射后第5天开始增加，第10天达高峰，并一直维持恒定，母婴均未见任何不良反应。

第二节　冷冻疗法

利用制冷物质产生低温治疗疾病的方法称为冷冻疗法。低温冷冻治疗疾病有着悠久的历史，我国古代就利用冰块或冰盐水巾敷于乳房及颈部进行消肿或止痛。但由于温度不易控制，限制了冷冻疗法在临床上的应用和发展，随着技术水平的不断提高，现在低温冷冻技术已广泛应用于临床各科，特别是用于治疗某些浅表肿瘤和皮肤疾病。

一、治疗作用

(一)镇痛解痉

低温可抑制细胞的活动，使神经敏感性降低而减轻疼痛，临床上可用于治疗偏头痛、牙痛和痛经等。

(二)消炎作用

低温可使细菌和病毒的代谢活力降低，并可清除坏死组织和较多的蛋白混合物,类似外科的清创作用,从而改善淋巴和血液循环,促进水肿和炎症的吸收,同抗生素合用有更好的疗效。

(三)降低体温

皮肤接触低温可加快体内热量的传导散发,降低体温。用于高热患者和中暑患者,也可用于脑外伤和脑缺氧患者。

(四)免疫作用

肿瘤组织经超低温破坏后,虽失去活力,但抗原性依然保持,可促使机体出现自身免疫或相应的免疫反应。

二、治疗方法

(一)冷冻疗法的种类

1.接触冷冻

即将已制冷的冷冻探头直接置于病灶表面,起到快速冷冻作用,由于冻结迅速,一经接触即难以更改探头位置。因此,放置探头时必须对准治疗部位,精确冻结病灶,使周围正常组织不受损伤,如病灶过大,可分区、分次、循序进行,直至病灶全部冻结。

2.喷射冷冻

即用特制喷头把液氮雾点状直接喷射在病变组织表面,使治疗部位迅速降温。该法破坏力强,且不受病灶形状的限制,适用于表面积大、高低不平的弥散性浅表病灶,对菜花状恶性肿瘤尤为适用。治疗时必须用多层凡士林纱布覆盖周围正常组织,对其加以保护。

3.穿刺冷冻

用较长的针形冷冻探头刺入病变组织进行冻结,形成以探头为中心的深部冷冻灶,适用于体积大、部位深的恶性肿瘤。

近年应用氩氦超导手术系统这一高新科技手术仪器,在B超定位下,将3 mm粗针头经皮穿刺进入癌变组织中,然后插入直径2 mm的氩氦刀,经计算机控制,监控刀尖部位温度及冷冻范围,由氩氦刀尖端输出高压常温氩气,氩气在刀尖迅速膨胀,在60秒内即冷冻,可将直径6 cm病变组织的温度降至−136 ℃,这时病变组织已成一冰球,15分钟后再输出高压常温氦气(热媒),快速将冰球解冻,升温至20 ℃。这个降温后再升温的过程再重复1次,癌细胞在剧烈的冷热变化中被彻底摧毁。术中患者基本不出血,无痛苦,手术时间仅需30分钟,3天后患者即

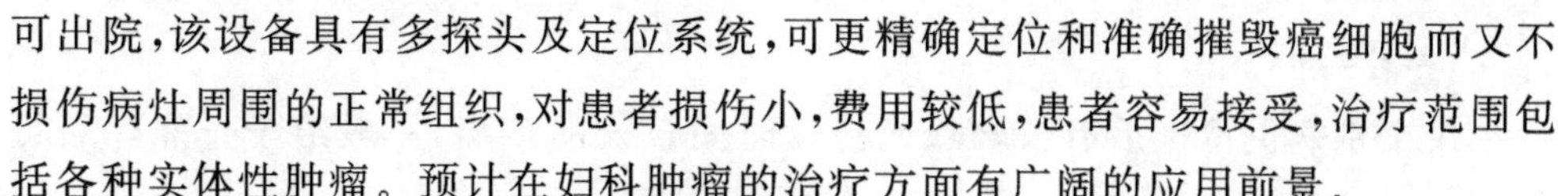

可出院，该设备具有多探头及定位系统，可更精确定位和准确摧毁癌细胞而又不损伤病灶周围的正常组织，对患者损伤小，费用较低，患者容易接受，治疗范围包括各种实体性肿瘤。预计在妇科肿瘤的治疗方面有广阔的应用前景。

（二）冷冻后组织变化特点及适应证

1.冷冻黏着

适用于白内障的晶状体摘除。

2.冷冻凝固

用于切除容易出血的肿瘤，或恶性转移性肿块的活检。

3.冷冻后退行性变

用于杀死或破坏各种肿瘤组织。

4.冷冻炎变

可用于视网膜剥离时视网膜冷冻粘连术或输卵管冷冻绝育术。

三、术后处理

（一）预防感染

冷冻本身有防止感染的作用，一般无须用抗生素，但偶有感染，甚至并发破伤风的报道。因此，慎重起见，仍须坚持无菌操作，冷冻灶按手术切口处理，保持清洁干燥，亦可涂以1%～2%的甲紫溶液，及时更换浸湿或污染的敷料；一旦感染，即应按化脓伤口处理，必要时加用抗生素。

（二）水疱或血疱

疱较小者可迅速自行吸收，无须处理；积液较多者，在无菌操作下穿刺抽吸，稍做加压包扎即可。

（三）组织坏死

病灶组织冷冻后必然有一个坏死、脱落的过程，如为浅表病灶，创面能迅速生长上皮，且很少形成瘢痕，无须特殊处理。如冻结较深，创面坏死游离，可适当剪除，敷以依沙吖啶纱条。皮肤缺损过大，难以愈合或愈合后可能引起瘢痕挛缩、影响功能者，可待创面清洁后及时植皮，以加速愈合、减少瘢痕形成。

（四）冷冻灶出血

冷冻有止血作用，一般不致出血。但在组织坏死脱落期，偶有出血较多者，一般均可经再次冷冻、局部用止血剂或压迫止血而愈。仅在搏动性（动脉）出血量多时，才需要手术结扎或缝扎止血。

(五)疼痛

仅个别病例冷冻后有较剧烈或持续时间较长的疼痛,一般给予止痛药后可缓解。

冷冻疗法的主要缺点:①用于恶性肿瘤治疗时,仅有局部作用,而无区域性作用;因而对有区域性淋巴转移的病例,缺乏疗效。②有充血、肿胀、坏死、脱落和渗出、排液过程,常需 2～3 周才能愈合,患者仍有一些痛苦和不便。③要达到彻底破坏病变组织的冷冻程度时,难免会伤及一些周围正常组织。

四、妇科应用

冷冻疗法治疗妇科疾病的范围从外阴、子宫颈到子宫内冷冻,均取得了满意的临床治疗效果,鉴于冷冻疗法治疗妇科疾病的临床效果良好,技术操作简单,并发症少,国内外越来越多的妇科医师主张推广使用。

(一)宫颈疾病

原则上只要排除癌肿,均可用冷冻疗法治疗,该治疗操作简单,医疗费用低、疗效高,未发现有任何并发症,是治疗该病比较满意的治疗方法。

1.宫颈糜烂

已婚妇女患宫颈糜烂者约 30%,而有宫颈糜烂妇女的宫颈癌发生率较无宫颈糜烂者高 7～10 倍,因此积极治疗宫颈糜烂是预防宫颈癌的重要措施。

为提高治愈率,必须:①保证探头的平整接触。使用浸滑胶,可在探头与宫颈病灶之间增加低温的传导,并填充于病灶表面凹陷处,使探头平整接触。②快速冷冻、慢速复温。快速冷冻时,细胞内外同时形成冰晶,促使细胞死亡,冷冻要快速,输液管内径必须达到 1.8～2.0 mm,探头必须中空、有气化舱。慢速复温时,细胞暴露于高浓度溶质作用下的时间长,破坏性长。③根据糜烂程度,调控冷冻时间。一般轻度或单纯型,冷冻 2～3 分钟;中度或颗粒型,则持续 3～4 分钟;重度或乳头型,则需 4～5 分钟。对中、重度者,施以两个冻融期,可提高一次治愈率。少数病例治疗后 8～10 周,如未完全愈合,应当进行第 2 次治疗,很少需要 3 次冷冻治疗。据统计,远期(7 年)治愈率高达 99.67%。

冷冻疗法治疗后的反应:①组织受寒冷刺激,出现反射性血管凝缩反应,大多表现为颜面潮红,少数头晕、恶心、心慌等,约经过 10 分钟,自行消失。②冷冻后2 小时,阴道出现透明、淡黄色、水样排液,持续 1～2 周;少数病例排液较多,患者全身乏力、腰酸肢软。可能因排液中含电解质、钾离子丧失过多所致;给予口服氯化钾,即可缓解。冷冻后约 1 周,坏死组织及假膜脱落多,呈碎片样,随排液流出；少数假膜完整脱落，亦属正常。假膜脱落后暴露其下之毛细血管，局部刺激或用力过猛可致破裂，引起渗血，出血多者可填塞纱布、压迫止血。

与宫颈糜烂并存的其他类型慢性宫颈炎，如宫颈腺囊肿（先刺破并放液）、宫颈息肉（从根部先剪断其蒂）、宫颈接触出血等，同时冷冻，治愈率 100%，宫颈肥大及宫颈外翻的治愈率约 80%。

2.宫颈白斑

可能为宫颈癌的癌前病变，应当积极治疗。为了冷冻全部病灶，可用探头刺入病灶、深0.5 cm，冻 1 分钟，再直接喷射病灶面 2 分钟，后用锥形探头伸入颈管内 1.5 cm，接触冷冻，施行两个冻-融期，温度达－130 ℃。

3.宫颈间变（不典型增生）

即宫颈癌前病变。过去用宫颈电烙、宫颈锥形切除术等治疗，但并发症多，如出血、感染、颈管狭窄等，并发症高达 17.2%。据报道，以液氮接触法治疗宫颈间变 230 例，并发症仅 1 例。经 1～6 年随访，细胞学复查呈阴性者 93.75%。

治疗前需进行宫颈刮片和宫颈活检，经细胞学及组织检查，确定诊断。为避免遗漏宫颈管内或较深的病灶，尤应刮取颈管内膜进行病理检查。以笠帽或锥形探头，用加压接触法冷冻 5 分钟，施行两个冻-融期；必要时进行第 2 次冷冻治疗。治疗后必须长期严密随访。因为个别深在的病灶，冷冻达不到，可能继续发展；或原有癌灶小而深，漏诊，冷冻又未达到，则可通过随访及早发现，及早治疗。

4.宫颈癌

冷冻疗法治疗宫颈癌，以原位癌较多，常用于年轻、需要保留生育功能者，冷冻方法同宫颈糜烂。有主张常规用 2～3 个冻-融期。术后随访 5～7 年，治愈率可达 50%，甚至更高。为提高治愈率，有学者主张：①探头伸入颈管内 1.5～2.0 cm。②充分暴露宫颈，使探头放置适当，癌灶位于冷冻区域内。③多次冷冻，术后必须长期严密随访。

冷冻治疗宫颈浸润癌者也不少，一般采用接触法，常需 2～3 个冻-融期；癌灶面积大或呈菜花状，亦可用喷射法冷冻、多需数次治疗。治疗结束后经 4～6 周，癌灶坏死脱落、组织修复，使宫颈外观基本恢复正常，宫旁组织也相应地恢复或好转。宫颈涂片检查，癌细胞的转阴可能达 100%。但深部、转移的浸润癌灶，接受不到冷冻的效应，因此冷冻不可能成为宫颈癌的根治性疗法。对晚期病例或因全身疾病不宜手术或放疗者，可作为姑息疗法，达到止血、减少排液、改善局部情况的作用，缓解症状，减轻患者痛苦。

(二)子宫内膜疾病

1967 年,Cahan 报告宫腔冷冻术。国内学者通过离体、连体子宫的宫腔冷冻实验研究,并用以治疗更年期功能性子宫出血等较多病例,收到良好效果,目前主要用于更年期功能性子宫出血、月经过多、盆腔淤血等,经冷冻治疗后月经血量减少,仅为治疗前的 1/10～1/4,甚至个别闭经,血红蛋白含量也上升。国外还用于治疗子宫内膜腺癌(癌灶仅局限于子宫),取得了相当于术前放疗的效果。有希望通过宫腔冷冻破坏子宫内膜,以影响受精卵着床,或通过输卵管开口处冻结、闭塞,以达到绝育目的,但动物实验效果不理想。

Cahan 所用的探头为变曲圆柱形,类似宫颈扩张器,直径相当于 6 号扩张器,适用于冷冻宫腔两侧壁及宫角部的子宫内膜。有人设计一种扁平锥形探头,适用于冷冻宫腔前、后壁的子宫内膜,还装有温差电偶以便测温,探头、治疗器与输液软管连接,液氮为冷源。治疗器还装有电热丝,以备加热,防止颈管、阴道壁冻伤。

冷冻治疗前应给予骶麻或硬膜外麻醉,扩张宫颈至 8～10 号,再行刮宫,除去所有的内膜功能层,以便直接冷冻基底层。冷冻分 3 区进行:右侧壁及右宫角,前、后壁(根据宫腔宽度,有的前后壁应增加一区)和左侧壁及左宫角,每区冻 3～5 分钟,复温,再冷冻另一区。探头温度宜控制在 －60～－50 ℃,冷冻 4 分钟,可达到减少月经血量的目的,－70 ℃冷冻 4 分钟可达到人工绝经的目的。

(三)外阴疾病

1.外阴白色病变

外阴白色病变是一组病变的总称,包括各种因素导致的皮肤及黏膜不等程度的变白或粗糙、萎缩状态。由于冷冻治疗安全、无痛、不需要麻醉、局部很少留瘢痕,因而应用冷冻治疗渐多。治疗前就经病理检验证实。消毒外阴后,行局部麻醉。选用不同式样的扁平探头,紧贴病灶,冷冻 30～60 秒。如病变面积较大,则可分片冷冻,每片重复冷冻 2 次。术后冷冻区可出现水肿,渗液,痛感。可局部用 0.5%新霉素液湿敷,防止尿液浸渍,给予止痛药物,一般经 6～12 周痊愈。白斑上皮及萎缩、粘连等病变均可恢复到病前状态,外阴瘙痒消失。有用喷射冷冻治疗的报道,但疗次多,疗程长,治愈率亦不如接触法高。

2.外阴其他良性疾病

外阴乳头状瘤、血管瘤、外阴尖锐湿疣、外阴干枯症等,均可施行冷冻治疗,治愈不留瘢痕。

3.外阴不典型增生、原位癌及浸润癌

不必要或不适于手术切除的病例，可行冷冻治疗，根据病灶情况，选用穿刺、接触、喷射或倾注法进行冷冻。一般需多次冷冻，才能治愈外阴不典型增生及原位癌。对浸润癌冷冻疗法只是辅助疗法之一，尤其是晚期外阴癌、复发外阴癌，冷冻可使瘤体缩小、止血止痛，是一种较好的姑息疗法。

（四）阴道疾病

阴道湿疣、乳头状瘤、血管瘤等，经多次冷冻治疗，使之坏死脱落，修复及愈合，效果良好。阴道上皮肉瘤如为单发病灶者，亦可用冷冻进行治疗。但应注意，约15%的病例，同时有宫颈原位癌，应一并予以冷冻治疗，阴道癌灶与膀胱、直肠邻近，特别是阴道多发性癌瘤和原发性癌瘤有转移者，必须严格掌握冷冻时间、冷冻的深广度，避免冻伤膀胱、直肠。

（五）其他

子宫内膜异位症、滋养细胞疾病、卵巢恶性肿瘤等，因故不能手术或切除不净或不能耐受放疗、化疗，均可考虑冷冻治疗，不仅可以直接毁坏病变组织，且能产生免疫反应，以加强疗效，或为手术、放疗、化疗创造条件，是较好的辅助疗法之一。

第三节　高热疗法

利用体外加热治疗肿瘤可以追溯到公元前，但由于人工产热技术不成熟，热疗治疗癌症长时间处于停滞不前的状态。20世纪60年代以后，随着热疗治癌基础医学和临床医学的不断深入研究，加之加热设备和测温仪器的不断完善，高温治癌的临床应用越来越广泛，成为继手术、化疗、免疫疗法之后的又一种有效的治癌方法。

单独的高温疗法具有加热温度高、治疗时间长、患者较难配合的特点，故临床较少单独应用。大量体外实验和临床资料显示，高热疗法虽不能取代手术、化疗和放疗作为一种独立的肿瘤治疗方案，但它对化疗、放疗及手术等肿瘤治疗手段具有明显的增效和补充作用。正因为如此，高热疗法近来发展迅速，成为继手术、放疗、化疗及生物治疗之后又一重要的肿瘤治疗手段。

一、热疗治癌的生物学基础

（一）肿瘤选择性加热的基础

肿瘤内血管结构异常，生长紊乱扭曲，血流缓慢，管腔易堵塞，甚至使血流停滞。肿瘤的血管对热刺激不能产生正常反应，加热后血管不扩张，热不易散发，故加热后肿瘤的温度高于正常组织，可达到选择性破坏作用。

（二）肿瘤细胞对热的敏感性

癌细胞较正常细胞具有更高的热敏感性，研究证实正常的细胞组织可长时间耐受 42～43 ℃而癌细胞组织经 41.5～42.0 ℃短时间内就将灭活，有人认为这是细胞恶变过程中获得的特性。

同时，加温引起癌细胞需氧量升高，使得本已因代谢旺盛、血液循环不畅处于无氧状态的癌细胞只能增加无氧糖酵解，结果导致 pH 明显降低，研究提示这将增加细胞的热敏感性，并加速溶酶体对癌细胞的破坏作用。

（三）热对肿瘤细胞的杀灭作用

(1)热作用于肿瘤后，由于肿瘤血流缓慢，血供不足，肿瘤细胞内氧代谢减弱，无氧糖酵解改变了细胞的 pH，从而抑制肿瘤细胞的增殖，使肿瘤细胞的存活减少，细胞周围的进展延缓。

(2)热作用后肿瘤的损伤主要表现：细胞膜的通透性增高，细胞内多胺与低分子蛋白外移，多种酶的活性下降，细胞的生长和修复受影响而被杀灭。热能破坏溶酶体膜，大量释放溶酶体酶而致细胞自溶破坏。热还能引起染色体畸变，线粒体膜破坏，RNA、DNA 和蛋白质的合成受抑制，DNA 链断裂，影响细胞的生长、分裂和增殖。

(3)肿瘤受热作用后肿瘤细胞表面的抗原因子免疫原性增强，加上肿瘤细胞破坏后坏死产物释放出抗原，刺激机体的免疫系统，使机体对肿瘤的免疫力加强。

（四）热疗与放疗的联合应用

热疗与放疗联合应用不但有相加作用，还有互补作用：放疗同热疗并用可增强放疗的细胞致死效应，同时使射线损伤细胞的恢复发生障碍。S 期细胞对放疗敏感性低，G 和 M 期则高，而热疗治癌效应正好与此相反，尤其是 DNA 合成的 S 期热敏感性尤高，放疗同热疗合用可起到相互弥补的效应。

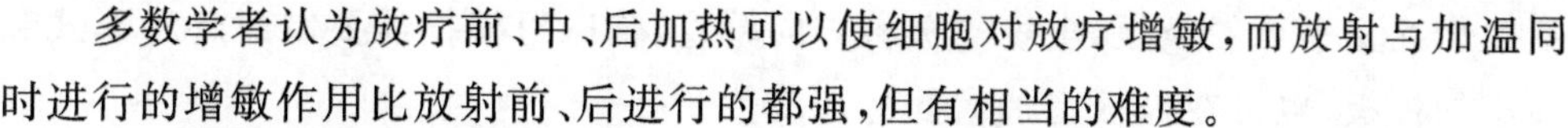

多数学者认为放疗前、中、后加热可以使细胞对放疗增敏，而放射与加温同时进行的增敏作用比放射前、后进行的都强，但有相当的难度。

(五)热疗同化疗的联合应用

某些抗癌药物在温度升高时细胞毒性作用增强，有的是相加作用(多柔比星、博来霉素、卡莫司汀、顺铂、环磷酰胺等)，有的是协同作用(长春新碱、氟尿嘧啶、甲氨蝶呤等)。值得注意的是某些药物存在温度阈值。加热和药物同时给予增效最大。热疗与化疗的序贯常影响效果，但每种药物不同，喜树碱在热疗后给药效果不佳。当然，有些药物加热后不稳定，就不能应用，这也是在热疗和化疗合用时应该考虑到的。

二、热疗的技术和方法

热疗治癌临床应用的重要问题是根据加温范围要求的加温技术和温度测量技术。热疗根据加热范围的不同分为局部热疗和全身热疗两种方法。

(一)局部加温装置及方法

对机体的加热是区域性或局部的，其优点在于可以使肿瘤组织局部温度达到 42.5 ℃以上，能在相对较短的时间内杀灭癌细胞。其局限性在于对远处播散的转移瘤无法实施治疗。局部热疗更适合用于浅表和体积较小的肿瘤。局部热疗目前主要应用的是电磁波和超声波。

1.电磁波

在范围广阔的电磁波谱中，物理学者和医学家根据多年的实践已优选出加温效果最好的波段，包括微波和射频。当然二者也可用于全身热疗。

(1)微波：是指 300～300 000 MHz 的电磁波，常用的是厘米波和分米波，前者如 2 450 MHz(波长 12.25 cm)，后者如 915 MHz(波长 32.78 cm)和 435 MHz(波长 69 cm)，其中后者对肌肉等含水丰富组织有较大的穿透深度，有效作用深度可达到 7～9 cm，且加温均匀。微波的加温效应，它所引起的温度分布受多种因素的影响，其中有属于机器本身的如频率(波长)、辐射方式和辐射器类型、辐射强度等；也有属于辐射体的，如人体组织结构及生理特征等。

(2)射频：是指 10～30 MHz 的电磁波，常规用的是 13.56 MHz(波长 22.1 m)和 27.12 MHz(波长11.05 m)，利用电容或感应圈输出能量，由于人体脂肪本身的电学特性和生理学特性，治疗中往往出现脂肪过热的现象。

(3)电磁波热疗的方法如下所述。

电容式加温：这种方法在物理治疗中应用多年，也称为透热法，这种形式包括2个互相平行的极板，电场与极板方向垂直，临床可根据需要制成各种形式和大小的极板，也可在极板上加表面冷却装置。

电感式加温：是利用感应圈形成的交感磁场在组织内形成涡流使之加热，也称为磁感应加热。感应圈通过的方向可有3种，即饼状电极、同轴线圈组和同心线圈。

微波辐射器加温：微波辐射器有多种大小及形状，治疗时与人体间有一定距离，也有直接接触式的，或在辐射器口面通过循环冷水使皮肤冷却。使用辐射器辐射微波时应注意对工作人员及其他人员的安全防护。

多辐射技术：为了提高深在部位的温度，人们自然会想到利用多个辐射器交叉辐射，多辐射技术也就应运而生了。

组织间热疗：由于人体某些特殊部位如颅内不便于加温，人们想到将组织间放疗的方法移植到肿瘤中，可选用微波天线植入，排成矩阵，或在瘤体内植入铁磁体，在体外用感应圈加热，使之附近产生涡流，将多个电极植入肿瘤，分别与射频电流连接，进行肿瘤射频消融。

近年采用肿瘤射频消融这一原理，设计了一种多弹头自动导航频系统用于治疗肿瘤效果满意，由于这种仪器设备的先进性，已经成为肿瘤局部治疗的重要手段之一。这种技术借助B超或MRI、CT的引导，通过特制的穿刺针，插入肿瘤体内，推开内套针，其顶端有多根极细的电极针，如伞状包绕肿块，通过计算机测算出射频治疗所需要的高频率的射频波，激发组织进行等离子震荡，离子相互撞击产生热能，均匀分布在肿瘤内，快速地使组织产生高温、干燥，有效地使癌组织固化死亡，同时使肿瘤周围的血管组织凝固形成一个反应带，停止向肿瘤供血，防止肿瘤转移，以达到延长生存期、提高生活质量的目的。由于穿刺和治疗全过程都在电视屏幕监视下进行，其多极针的温度也能够实时显示，保证了手术的安全性。由于这种治疗方法无创、痛苦小、无须麻醉，可以在门诊局麻下进行，手术时间短，便于高龄、心肺功能差、无手术条件的癌症患者接受。

作为一种成熟的组织间热疗新技术，射频消融已经在国内外许多肿瘤治疗中心广泛应用，而且发展迅速，应用领域不断扩大，疗效也正被人们重视。由于其治疗的优点，在严格掌握适应证，强调术前、术后综合治疗的条件下，该项技术逐渐成为一项有前景的有效肿瘤局部治疗技术。

腔内热疗：人体自然存在的腔道为热疗提供了很大的方便，可将天线或电极放在体腔内对该部位的肿瘤直接加热，目前已有食管、直肠、阴道等部位的辐射器用于治疗相应部位的肿瘤。

2.超声波

频率＞20 kHz 的机械振动称为超声波，其振动可使组织的分子产生摩擦，把动能转成热能。除了超声的热效应外，其非热效应在热疗治癌中也有一定的地位。所以超声波是热疗所利用的能源之一。而且这种能量具有穿透人体时保持方向性、脂肪不过热、能量分布均匀的优势。通过治疗仪器设备使之进入人体后，在癌组织聚焦为一点，在 0.5～1 秒内可使组织达到 65 ℃以上的高温效应和空化效应，从而在顷刻间使肿瘤组织产生凝固性坏死，失去增殖、浸润和转移能力，这些病灶最终被机体溶解吸收。

20 世纪 50 年代，美国 Fry 兄弟研制出高强度聚焦超声治疗技术，借助 X 线辅助定位，以脱汽水为介质，切除部分颅骨使超声波可以直接进入猴脑深部组织内，证实对深部组织具有定位治疗作用。但由于当时技术局限，并未取得突破性进展。

目前已经有高强度聚焦超声技术应用于临床。应用此种超声聚焦刀的优越性：定位准确，焦点能量高，除在癌组织处形成一维立体凝固性坏死灶外，周围正常组织安全无恙；且既无放射线损伤，无创伤，也不流血，同时也可避免手术时人为牵拉、挤压所造成的癌细胞移植与淋巴转移的缺点。患者的应激反应也明显低于其他外科治疗。在治疗中还能随时进行疗效量化判断，监测治疗效果。热疗后患者一般状况逐渐好转，免疫状态可有回升，无骨髓抑制现象，患者的一般状态、食欲、体重大部分有改善。但目前对骨骼阻挡或有含气的组织阻挡时，还不能采用这一治疗方法。病程到晚期的患者，如并发严重恶病质、严重腹水、多发转移癌灶的患者也不适合此种治疗。

由于这种治疗局限在原发病灶，游离在实体癌外面或已经转移至其他处的癌细胞可造成复发与转移，需要在热疗的同时配合少量化疗或放疗。由于热疗改变了癌细胞对化疗、放疗的敏感性，应用剂量可较常规剂量小很多，这样由此产生的不良反应也就很小。理论和实践证明，热疗并不排斥其他抗癌治疗，如放疗、化疗、手术等。

(二)全身加热装置及方法

全身热疗主要用于转移性肿瘤，而不是局限性肿瘤。由于肝和脑的耐受性差，全身加温一般只能加到 42 ℃。

对于全身热疗而言，如何对人体进行安全有效的加温，并能精确地调节和控制温度，是治疗方案是否可行的关键，也是对全身热疗设备的更主要要求。

1.红外线体表照射

红外线具有一定的穿透能力，可以穿透表皮到达皮下组织及皮下毛细血管网，主要加热皮下毛细血管网的血液，再通过血液的循环将热能传递给人体，逐渐升高患者整体体温。治疗时常将患者全身置于特制的加热舱内，通过加热舱壁及底部的加热板释放的红外线辐射，对机体进行加热。其优点是属于非侵入性治疗，对全身主要脏器功能影响较小，治疗费用相对较低；缺点是升温过程相对较长，整个治疗过程为 4～5 小时，容易引起部分患者局部皮肤烫伤。

2.血液加热全身灌注热疗法

通过特制的全身灌注热疗设备，将患者的血液引到体外加热，然后再回输患者体内，引起患者体温上升，由于高热，细胞结构（蛋白质）改变，代谢紊乱，内环境失衡，从而达到杀灭癌细胞的目的。

方法：在患者股动脉及大隐静脉处各切 1 cm 左右小切口，分别插入一根灌注管及引流管。通过引流管将血液输入热交换器，经这一设备，原来 37 ℃的血液逐步升温后，从灌注管又回输入患者体内，经 75～90 分钟，患者温度达到 42.5 ℃，不再继续升温，患者在这种高热状态下持续3 小时左右，治疗结束。

其主要优点是升温过程相对较短；缺点是属于侵入性治疗，需要全身抗凝，治疗成本相对较高，治疗中对内脏器官功能水平要求较高。

应用全身热疗治癌时，须加强护理。由于体温升高，心率加速，心排血量增加，可高达 18 L/min，患者心、肺负担加大，且由于发汗丧失大量液体，如未适当补液可发生电解质紊乱，故治疗过程中要进行呼吸监控、心脏监护，并实时测温记录，血气分析应每 30 分钟 1 次。

三、临床应用

全身性加热疗法是一种全身性的肿瘤治疗方案，可以同时针对原发肿瘤和转移瘤进行治疗，加之目前已经证实它具有增强化疗疗效、增强免疫功能、抑制肿瘤血管形成和转移倾向、缓解疼痛等作用，因此，适用于大多数能耐受治疗的肿瘤患者。

从已发表的资料看，放疗与热疗联合使用，效果要比单独放疗或热疗效果好，联合治疗完全缓解率为 47%～94%，而单独放疗为<39%，单独热疗为 11%～21%。

（一）表浅肿瘤

应用热疗来治疗的表浅肿瘤有乳腺癌、乳腺癌术后的胸壁侵犯、恶性黑色素瘤、浅表淋巴结转移癌，以及一部分软组织肉瘤等。

联合应用放疗、化疗的近期和远期效果均较好，优于单纯的放疗或化疗，即使对手术或放疗效果不理想的晚期较大的肿瘤或对放疗不敏感的肿瘤也有较好的疗效。

（二）深部肿瘤

胸腔、腹腔、盆腔、骨骼等部位的深部肿瘤可采用热疗，实体性肿瘤的治疗可选择多弹头自动导航射频系统和高强度聚焦超声波技术。国内学者对食管癌、胃癌、直肠癌、宫颈癌、膀胱癌、前列腺癌等体腔肿瘤采用体腔内热疗，与放疗化疗及药物综合应用，取得了较好的疗效，已有大量成功报道。

近来开展的经内镜微波组织凝固治疗，具有直观、疗程短、效果满意的优点，未见穿孔、出血等并发症。

手术、放疗、化疗、热疗及生物治疗的互相配合将是今后的方向。热疗将在肿瘤的治疗中作出更大的贡献。目前随着应用多弹头自动导航射频系统的仪器进行肿瘤射频消融或采用高强度聚焦超声波技术治疗恶性肿瘤的广泛开展，热疗将会促进我国的肿瘤治疗水平的进一步提高。

第四节　高频电疗法

应用频率 100 kHz～300 GHz 的振荡电流来治疗疾病的方法，称高频电疗法。

一、作用特点

高频电流通过人体时，既有电场的作用，又有磁场的作用。

（一）特点

对神经肌肉无兴奋作用、产热明显、多种能量输出方式、无电解作用。

（二）作用

1.热作用

高频电流通过机体时，由于传导电流和位移电流分别引起机体内的导电损耗和介质损耗，因而在各种组织中产生程度不同的内源性温热作用。产热量多少主要取决于离子的迁移速度和机体不同组织的介电常数，此外在一定频率范围内，频率越高热作用越大，超过一定范围，组织产热作用可逐渐下降。

高频电流所产生的热一般具有下列治疗作用：止痛、消炎、改善局部血液循环、降低肌肉张力、加速组织生长修复、提高机体免疫功能，大剂量的高频电流可用于治癌。

2.热外作用

热外作用确实存在，如中枢神经系统功能变化，神经纤维再生加速等，但机制尚有待深入研究。

二、临床应用

根据其波长和频率的不同，临床上较常用的高频电疗法包括短波疗法、超短波疗法和微波疗法。

(一)短波疗法

应用波长 10～100 m、频率 3～30 MHz 的高频电流作用于人体的治疗方法，称短波疗法，也称感应透热疗法，常用短波电疗机波长为 22 m，频率为 13.56 MHz。短波疗法的主要治疗作用有以下几种。

1.对神经系统的影响

作用于感觉神经，可使其兴奋性降低，可用于坐骨神经痛等症的慢性期或恢复期。

2.对血液循环的影响

使血管扩张，循环改善，适用于很多慢性、亚急性炎症的治疗，如妇科炎症的治疗等。

3.对肌肉组织的影响

骨骼肌、平滑肌紧张度均反射性地降低，尤其是肌痉挛时比较明显(无论是肌肉本身受刺激或反射性引起的)，可治疗食管、胃肠道、血管等痉挛。

4.对其他器官的影响

如作用于垂体，可使甲状腺亢进功能恢复正常，作用于胰腺，可使血糖降低，作用于卵巢时能使其功能恢复等。

(二)超短波疗法

应用波长 1～10 m，频率为 30～300 MHz 的高频电流于临床治疗的方法，称超短波疗法，又称超短波电场疗法。常用波长 6 m，有大功率、小功率超短波治疗之分。超短波的主要治疗作用如下。

1.消炎作用

其良好的消炎作用,尤其适用于各类炎性疾病的急性期。

2.对神经系统的作用

可抑制感觉神经起到镇痛作用,小剂量可促进神经生长。

3.对心血管系统的作用

小剂量可使微血管扩张,改善微循环。

4.对血液系统的作用

中小剂量可促进造血器官功能。

5.对新陈代谢的影响

小剂量使分解代谢增加,组织淀粉酶耗量增加,血糖增加,糖耐量降低,大剂量使同化过程增加,血糖降低。

此外对性腺器官较敏感,大剂量时抑制其功能。

总之,临床上主要用于急性炎症、急性扭挫伤,治疗效果最好。如皮肤、皮下及软组织的急性炎症、支气管炎、肾炎和五官科的急性、亚急性炎症等。

(三)微波疗法

应用波长为 1 mm～1 m,频率为 300～3 000 MHz 的特高频电流作用于人体以治疗疾病的方法,称微波疗法,是一种定向性电磁波辐射疗法。临床常用的是 12.25 cm(频率 2 450 MHz)的微波。按微波应用剂量的大小,临床应用较广泛的有以下几种。

1.小剂量微波疗法

组织温度为 42～45 ℃,作用同短波和超短波相似,主要用于镇痛、解痉,促进炎症消散和加速创面生长修复等。

2.中剂量微波疗法

主要是热效应,组织温度为 42～50 ℃,用以治疗各种肿瘤,即高温治癌。并可辅助其他治癌方法,如高温辅助放疗、高温辅助化疗、高温辅助光动力治疗及高温辅助栓塞治疗等。

3.大剂量微波疗法

组织加温达 60 ℃以上,产生组织凝结效应。如利用其凝结和摧毁组织效应可治疗肝、肺、膀胱、子宫颈等恶性肿瘤;利用其止血显著并可切割组织的特性,可治疗消化道出血、子宫出血、面部巨大海绵状血管瘤、前列腺增生。此外,利用微波终止妊娠,辅助病理诊断,微波消毒等方面都有成功的报道。

第五节　宫颈环扎术

宫颈环扎术可分为预防性(选择性)环扎和治疗性环扎。预防性环扎是针对已明确诊断为宫颈功能不全者进行的选择性或预防性环扎,在妊娠早中期(13～16 周)宫颈变化尚未开始之前进行。而治疗性环扎是指当宫颈发生变化或已经发生早产临产时所采取的以干预为目的、进行病程阻断的环扎。还有对早产临产者当宫颈进行性开大或胎囊突入阴道内并伴有规律宫缩时采取的环扎为紧急环扎和急症环扎,一般在入院的 24 小时内完成宫颈环扎术。

一、术前评估

手术适应证仅有如下 2 种:①宫颈功能不全,既往有宫颈功能不全妊娠丢失病史,此次妊娠 12～14 周行宫颈环扎术对预防早产有效;②对有前次早产或晚期流产史、此次为单胎妊娠,妊娠 24 周前宫颈长度(cervical length,CL)<25 mm,无早产临产症状、也无绒毛膜羊膜炎、持续阴道流血、胎膜早破、胎儿窘迫、胎儿严重畸形或死胎等宫颈环扎术禁忌证,推荐使用宫颈环扎术。术前需要评估胎儿发育及明确现时无胎儿发育畸形。对于 3 次以下中孕期流产及早产史者,进行超声监测,出现宫颈变化时行治疗性环扎;对于妊娠期宫颈缩短或有宫颈漏斗形成者,应当谨慎决定紧急环扎术;单纯的宫颈缩短在 2.5 cm 并不是紧急环扎的指征,还需要进行宫缩监测,中期妊娠宫颈在 1.0～1.5 cm,需要更为密切的观察和相应筛查,有宫颈进展趋势者则需要适时宫颈环扎。在妊娠期间发现宫颈功能不全证据,宫颈进行性变短、宫颈口开大或胎囊突出宫颈外口者行紧急宫颈环扎术;术前应当排除炎症存在。宫颈环扎术最晚实施孕周不同医院可以不同,主要参考新生儿在体外成活的机会大小,最晚可以选择到 28～32 周。

二、宫颈环扎术禁忌证

(1)怀疑胎儿畸形,必须先排除畸形才能实施此术。

(2)胎盘早剥。

(3)宫内感染如羊膜炎等。

(4)阴道炎。

(5)当存在所有不适宜继续妊娠的母体并发症和合并症时。

三、术前准备

(一)感染检测

宫颈环扎术前进行阴道和宫颈的微生物学检测，预防性环扎术可以在术前进行检测，紧急环扎术可以在进行环扎术时取样，同时严格消毒并在术后先给予广谱抗生素抗感染，再根据细菌培养和药敏结果选择抗生素；注意血象变化和C反应蛋白变化及宫内感染指标的监测。若有炎症存在需治愈后再行手术。

(二)宫缩抑制剂的选择

在术后给予宫缩抑制剂。对于术前即有宫缩时需要在术前即予宫缩抑制剂，尤其是宫口开大胎囊已经突入阴道很深的病例更需要强力抑制宫缩，使膨大的胎囊张力减低也有利于宫颈环扎术的操作。

(三)与患者和家属进行沟通交流获得知情同意

对于宫口开大胎囊已经突入阴道者更需要强化沟通，获得知情同意后还要进行心理辅导，增强信心，减缓紧张情绪，并使患者掌握术后的注意事项和自我监测观察。

(四)人员技术准备

对于胎囊突入阴道较深及宫口开大的患者最好由高年医师和有经验的医师实施操作。

四、麻醉选择

(1)麻醉可以选择全身麻醉或者脊髓麻醉。可以是连续硬膜外麻醉，也可以是单次腰麻。

(2)对于宫口开大胎囊已经突入阴道者尤其要注意避免麻醉后的恶心和呕吐，以免腹压增加使已经突入阴道的胎囊压力更大，增加手术难度或致胎膜破裂丢失手术机会。

(3)对于阴道深、软组织厚的病例，对于宫口开大胎囊已经突入阴道者尤其要注意麻醉肌肉松弛效果，以免影响操作。

(4)估计手术难度大和操作艰难的手术不宜选择单次腰麻。

(5)对于阴道松弛的预防性环扎术也可采取局部麻醉方法：1%利多卡因8～10 mL宫颈旁注射，深度1 cm，回抽无血后每侧注入4～5 mL。也可以采取局部双侧阴部神经阻滞麻醉。麻醉时应避免药物注入血管内。

五、手术操作步骤

(1)体位,膀胱截石位。

(2)消毒外阴,铺无菌巾单。

(3)消毒阴道和宫颈:对于宫口开大并胎囊突入阴道的病例用窥器直视下消毒阴道和宫颈及穹隆;必要时进行阴道和宫颈管的细菌培养。采用局麻的患者可在术前自行排空小便;术中通过导尿了解膀胱底位置。

六、手术方式

(一)MacDonald 手术

用单叶阴道拉钩暴露宫颈,用卵圆钳或宫颈钳夹持宫颈前唇轻轻向下牵拉,靠近阴道穹隆部宫颈内口水平自宫颈口 11 点处进针,出针处在 9～10 点处,继而环宫颈缝绕数针,最后在 1 点处出针,逐渐将环绕宫颈的缝线收紧,将宫颈管缩小到 5～10 mm 径线,在阴道前穹隆部打结扎紧。

(二)改良 Shirodkar 手术

用单叶阴道拉钩暴露宫颈后,横行切开宫颈前唇的阴道黏膜,上推膀胱,切开宫颈后的黏膜,用卵圆钳或 Allis 钳将宫颈前后唇拉近,从切开的黏膜下由前向后进针,再由后向前进针,从切开的黏膜下出针打结,连续缝合黏膜并包埋线结。

(三)胎囊突入阴道的急症宫颈环扎术

此时,胎囊堵塞于阴道,不能见到宫颈,可以用小块生理盐水纱布附于胎囊之上略加遮盖,轻轻上推胎囊,尽量暴露宫颈边缘,若仍不能暴露可以用单叶阴道拉钩单向拉开左上部分阴道,暴露部分宫颈边缘,再用无齿卵圆钳夹住此处宫颈略加牵拉,先行按前述方法进针和出针,再逐渐暴露其他部分宫颈边缘再行缝合。最后在 1 点处出针。胎囊脱出较大较深者、宫颈较薄者,针间距离酌情调整在 1.5 cm 左右,行针漂浮,避免穿透宫颈,也要避免进针时刺穿胎膜。胎囊脱出较大较深者,注意抑制宫缩减轻胎囊张力,同时取头低脚高位,轻轻牵拉缝线,必要时可轻轻施力推送胎囊,逐渐收紧缝线和打结。

七、术后处理

(1)留置导尿管;观察宫颈色泽有无变化。

(2)听胎心,胎儿宫内监测;观察宫缩,必要的使用宫缩抑制剂。

(3)抗感染及相应的感染指标监测。

(4)继续处理可能存在的母体诱发因素。

八、注意事项

(1)预防性宫颈环扎术和宫颈功能不全的紧急宫颈环扎术,一般在术前并没有宫缩,出现的术后宫缩与手术和缝线刺激有关,此时宫缩抑制剂应用时间不需要太长。一般在手术后 24～48 小时应用。对于在术前已经存在规律宫缩尤其是宫口开大者,术前、术后都需要强有力的宫缩抑制剂压抑宫缩。

(2)宫颈监测问题:术后注意宫颈的超声监测,及早发现有无宫颈继续缩短情况发生。尤其是对于接受紧急宫颈环扎术者。

(3)环扎线拆除时机:没宫缩时预防性环扎术可在妊娠达 37～38 周时;对于宫颈口开大和胎囊脱入阴道较深的紧急宫颈环扎术在妊娠达 35 周后,有宫缩且分娩不能避免时随时拆除环扎线避免宫颈损伤;必要时酌情及时实施剖宫手术结束分娩。

第三章

妇科疾病

第一节　盆腔炎性疾病

一、概述

盆腔炎性疾病是妇女常见疾病，包括子宫内膜炎、附件炎、盆腔腹膜炎、盆腔结缔组织炎、女性生殖器结核等。美国疾病控制与预防中心已将这一临床综合征定义为盆腔炎性疾病。既往盆腔炎性疾病多因产后、剖宫产后、流产后及妇科手术后细菌进入创面感染而致病，近年来则多由下生殖道的性传播疾病及细菌性阴道病上行感染造成。发病可局限于一个部位、几个部位或整个盆腔脏器。

（一）发病率

盆腔炎性疾病在一些性生活紊乱及性病泛滥的国家中是最常见的疾病。在工业化国家中，生育年龄组妇女每年盆腔炎性疾病的发生率可达 2%，估计美国每年有 100 万人患此病，其中需住院治疗者约 20 万人。我国盆腔炎性疾病发病率亦有升高的趋势，但尚无此方面确切的统计数字。

（二）病原体

通过对上生殖道细菌培养的研究，明确证明盆腔炎性疾病的发生为多重微生物感染所致，且许多细菌为存在于下生殖道的正常菌群。常见的致病菌有以下几种。

1.需氧菌

(1)葡萄球菌：为革兰阳性球菌，其中以金黄色葡萄球菌致病力最强，多于产后、剖宫产后、流产后或妇科手术后细菌通过宫颈上行感染至子宫、输卵管黏膜。

葡萄球菌对一般常用的抗生素可产生耐药，根据药物敏感试验用药较为理想，耐青霉素的金黄色葡萄球菌对头孢唑林、万古霉素、克林霉素及第三代头孢菌素敏感。

（2）链球菌：为革兰阳性球菌，其中以乙型链球菌致病力最强，能产生溶血素及多种酶，使感染扩散。本菌对青霉素敏感，患病后只要及时、足量、足疗程治疗基本无死亡。此菌可在成年女性阴道长期寄居，有报道妊娠后期此类菌在阴道的携带率为5%～29%。

（3）大肠埃希菌：为肠道的寄生菌，一般不致病，但在机体抵抗力下降，或因外伤等侵入肠道外组织或器官时可引起严重的感染，甚至产生内毒素休克，常与其他致病菌混合感染。本菌对卡那霉素、庆大霉素、头孢唑林、羧苄西林敏感，但易产生耐药菌株，可在药物敏感试验指导下用药。

此外尚有肠球菌、克雷伯菌属、淋病奈瑟菌、阴道嗜血杆菌等。

2.厌氧菌

厌氧菌是盆腔感染的主要菌种。厌氧菌主要来源于结肠、直肠、阴道及口腔黏膜，肠腔中厌氧菌与需氧菌的数量比为100∶1，阴道内两者的比例为10∶1。女性生殖道内常见的厌氧菌有以下几种。

（1）消化链球菌：为革兰阳性菌，易滋生于产后子宫内坏死的蜕膜碎片或残留的胎盘中，其内毒素毒力低于大肠埃希菌，但能破坏青霉素的β-内酰胺酶，对青霉素有抗药性；可产生肝素酶，溶解肝素；可促进凝血，导致血栓性静脉炎。

（2）脆弱类杆菌：为革兰阴性菌，为严重盆腔感染中的主要厌氧菌，这种感染易造成盆腔脓肿，恢复期长，伴有恶臭。本菌对甲硝唑、克林霉素、头孢菌素、多西环素敏感，对青霉素易产生耐药。

（3）产气荚膜梭状芽孢杆菌：为革兰阴性菌，多见于创伤组织感染及非法堕胎等的感染，分泌物恶臭，组织内有气体，易产生中毒性休克、弥散性血管内凝血及肾衰竭。对克林霉素、甲硝唑及第三代头孢菌素敏感。

除上述3种常见的厌氧菌外，二路拟杆菌和二向拟杆菌也是常见的致病菌，对青霉素耐药，对抗厌氧菌抗生素敏感。

3.性传播的病原体

如淋病奈瑟菌、沙眼衣原体、支原体等。性传播的病原体是工业化国家中导致盆腔炎性疾病的主要病原体，占盆腔炎性疾病的60%～70%。性传播的病原体与多种微生物感染导致的盆腔炎性疾病常可混合存在，且在感染过程中可相互作用。淋病奈瑟菌、衣原体所造成的子宫颈炎、子宫内膜炎为阴道内的细菌上行感染创造了条件，也有人认为在发生细菌性阴道病时，淋病奈瑟菌及衣原体更易进入上生殖道。

(三)感染途径

盆腔炎性疾病主要由病原体经阴道、宫颈的上行感染引起。其他途径有以下几种。

1.经淋巴系统蔓延

病原体经外阴、阴道、宫颈裂伤和子宫体创伤处的淋巴管侵入内生殖器及盆腔腹膜、盆腔结缔组织等部分，可形成产后感染、流产后感染或手术后感染。

2.直接蔓延

盆腔中其他脏器感染后，直接蔓延至内生殖器。如阑尾炎可直接蔓延到右侧输卵管，发生右侧输卵管炎。盆腔手术损伤后的继发感染亦可引起严重的盆腔炎。

3.经血液循环传播

病原体先侵入人体的其他系统，再经过血液循环达内生殖器，如结核分枝杆菌感染，由肺或其他器官的结核灶可经血液循环而传至内生殖器，菌血症也可导致盆腔炎症。

4.盆腔炎性疾病的预防

盆腔炎性疾病可来自产后，剖宫产、流产及妇科手术操作后。因此必须做好宣传教育，注意孕期的体质，分娩时减少局部的损伤，对损伤部位的操作要轻，注意局部的消毒。月经期生殖器官抵抗力较弱，宫颈口开放，易造成上行感染，故应避免手术。手术前应详细检查患者的体质，有无贫血及其他脏器的感染灶，如有应予以治疗。此外也存在一些盆腔手术后发生的盆腔炎性疾病，妇科围术期应选用广谱类抗生素，常用的有氨苄西林、头孢羟氨苄、头孢唑林、头孢西丁、头孢噻肟、头孢替坦、头孢曲松等。多数学者主张抗生素应在麻醉诱导期，即术前30分钟1次足量静脉输注，20分钟后组织内抗生素浓度可达高峰。必要时加用抗厌氧菌类抗生素，如甲硝唑、替硝唑、克林霉素等。如手术操作需60～90分钟，在给药4小时后第2次给药。剖宫产术可在钳夹脐带后给药，可选用抗厌氧菌类药物，如甲硝唑、替硝唑、克林霉素等。给药剂量及次数还需根据病变种类、手术的复杂性及患者情况而定。

可导致盆腔炎性疾病常见的其他手术，有各类需将器械伸入宫腔的操作，如人工流产、放环、取环、子宫输卵管造影等。我国在进行宫腔的计划生育手术前，需常规检查阴道清洁度、滴虫、真菌等，发现有阴道炎症者先给予治疗，有助于预防术后盆腔炎性疾病的发生。

性乱史是导致盆腔炎性疾病的重要因素。应加强对年轻妇女及其性伴侣的性传播疾病教育工作,包括延迟初次性交的时间,限制性伴侣的数量,避免与有性传播疾病者进行性接触,坚持使用屏障式的避孕工具,积极诊治无并发症的下生殖道感染等。

二、子宫内膜炎

子宫内膜炎是妇科常见的疾病,多与子宫体部的炎症并发,有急性子宫内膜炎及慢性子宫内膜炎两种。

(一)急性子宫内膜炎

1.概述

急性子宫内膜炎多发生于产后、剖宫产后、流产后及宫腔内的手术后。一些妇女在月经期、身体抵抗力虚弱时性交,或医护人员在不适当的情况下(如宫腔或其他部位的脏器已有感染)进行刮宫术、宫颈糜烂电熨术、输卵管通液或造影术等均可导致急性子宫内膜炎。感染最常见的细菌为链球菌、葡萄球菌、大肠埃希菌、淋病奈瑟菌、衣原体、支原体等,细菌可突破宫颈的防御功能侵入子宫内膜发生急性炎症。

(1)病理表现:子宫内膜炎时子宫内膜充血、肿胀,有炎性渗出物,可混有血,也可为脓性渗出物;重症子宫内膜炎内膜坏死,呈灰绿色,分泌物可有恶臭。镜下见子宫内膜有大量多核白细胞浸润,细胞间隙内充满液体,毛细血管扩张,严重者细胞间隙内可见大量细菌,内膜坏死、脱落形成溃疡。如果宫颈开放、引流通畅,宫腔分泌物清除后可自愈;但也有炎症向深部侵入导致子宫肌炎、输卵管炎;如宫颈肿胀,引流不畅,则形成宫腔积脓。

(2)临床表现:急性子宫内膜炎患者可见白带增多、下腹痛,白带呈水样、黄白色、脓性,或混有血,如为厌氧菌感染,则分泌物带有恶臭。下腹痛可向双侧大腿放射,疼痛程度根据病情而异。发生在产后、剖宫产后或流产后者则有恶露长时间不净,如炎症未治疗,可扩散至子宫肌层及输卵管、卵巢、盆腔结缔组织,症状可加重,高热可达 39～40 ℃,下腹痛加剧,白带增多。体检子宫可增大,有压痛,全身体质衰弱。

2.诊断要点

主要根据病史和临床表现进行诊断。

3.治疗方案

(1)全身治疗:本病全身治疗较重要,需卧床休息,给予高蛋白流质或半流质饮食，在避免感冒的情况下，开窗通风，体位以头高脚低位为宜，以利于宫腔分泌物引流。

(2)抗生素治疗：在药物敏感试验无结果前给予广谱抗生素，如青霉素，氨基糖苷类抗生素如庆大霉素、卡那霉素等对需氧菌有效，而甲硝唑对厌氧菌有效。细菌培养、药物敏感试验结果得出后，可更换敏感药物。①庆大霉素：80 mg 肌内注射，每 8 小时 1 次。②头孢菌素：可用第三代产品，对革兰阳性和阴性菌、球菌及杆菌均有效，急救情况下，可将此药 1 g 溶于 0.9%的生理盐水100 mL中，同时加入地塞米松 5～10 mg，静脉滴注，每天 1～2 次，经 3 天治疗后体温下降、病情好转时，可改服头孢唑林 0.25 g，每天 4 次，皮质激素也应逐渐减量至急性症状消失。如对青霉素过敏，可换用林可霉素 300～600 mg，静脉滴注，每天 3 次，体温平稳后，可改口服用药，每天1.5～2.0 g，分 4 次给药，持续 1 周，病情稳定后停药。③诺氟沙星：对变形杆菌、铜绿假单胞菌具有强大的抗菌作用，可抑制细菌 DNA 合成，服药后可广泛分布于全身，对急性子宫内膜炎有良好的治疗作用。每次 0.2 g，每天 3 次，连服 10～14 天，或氧氟沙星 200 mg 静脉滴注，每天 2～3 次，对喹诺酮类药物过敏者最好不用。④有条件者可对急性子宫内膜炎患者进行住院治疗，以解除症状及保持输卵管的功能。可选择抗生素方案：头孢西丁 2 g 静脉注射，每 6 小时 1 次，或头孢替坦 2 g 静脉注射，每 12 小时 1 次，加多西环素(强力霉素)100 mg，每 12 小时 1 次口服或静脉注射，共 4 天，症状改善后 48 小时，继续使用多西环素 100 mg，每天 2 次，共 10～14 天。此方案对淋病奈瑟菌及衣原体感染均有效。克林霉素 900 mg 静脉注射，每 8 小时 1 次，庆大霉素 2 mg/kg 静脉或肌内注射，此后每次给药约 1.5 mg/kg，每8 小时 1 次，共4 天，用药 48 小时后，如症状改善，继续用多西环素 100 mg，每天 2 次口服，共给药 10～14 天，此方案对厌氧菌及兼性革兰阴性菌有效。使用上述方案治疗后，体温下降或症状消失 4 小时后患者可出院，继续服用多西环素 100 mg，每 12 小时 1 次，共 10～14 天，对淋病奈瑟菌及衣原体感染均有效。

(3)手术治疗：一般急性子宫内膜炎不做手术治疗，以免引起炎症扩散，但如宫腔内有残留物、宫颈引流不畅、宫腔内积留分泌物或老年妇女宫腔积脓时，需在给予大量抗生素、病情稳定后清除宫腔残留物及取出宫内节育器，或扩张宫颈使宫腔分泌物引流通畅，尽量不做刮宫术。

(二)慢性子宫内膜炎

1.概述

慢性子宫内膜炎常因宫腔内分泌物通过子宫口流出体外，症状不明显，仅有

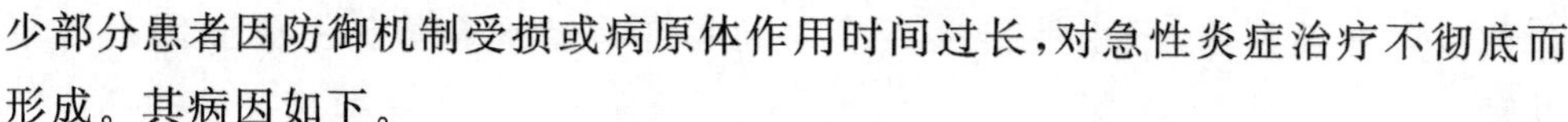

少部分患者因防御机制受损或病原体作用时间过长，对急性炎症治疗不彻底而形成。其病因如下。

(1)分娩、产后、剖宫产术后：有少量胎膜或胎盘残留于宫腔，子宫复旧不全，引起慢性子宫内膜炎。

(2)宫内节育器：宫内节育器的刺激常可引起慢性子宫内膜炎。

(3)更年期或绝经期：体内雌激素水平降低，子宫内膜菲薄，易受细菌感染而发生慢性子宫内膜炎。

(4)宫腔内有黏膜下肌瘤、息肉、子宫内膜腺癌：子宫内膜易受细菌感染发生炎症。

(5)子宫内膜下基底层炎症：常可感染子宫内膜功能层而发生炎症。

(6)老年性子宫内膜炎：常可与老年性阴道炎同时发生。

(7)细菌性阴道病：病原体上行感染至子宫内膜所致。

2.病理表现

其内膜间质常见有大量浆细胞及淋巴细胞，内膜充血、肿胀，有时尚可见到肉芽组织及纤维性变。

3.临床表现

慢性子宫内膜炎患者常诉有不规则阴道流血或月经不规则，有时有轻度下腹痛及白带增多。妇科检查可见子宫增大，有触痛。少数子宫内膜炎可导致不孕。

4.诊断要点

主要依据患者病史和临床表现来诊断。

5.治疗方案

慢性子宫内膜炎在治疗上应去除原因，如在产后、剖宫产后、人工流产后怀疑有胎膜、胎盘残留者，如无急性出血，可给予抗生素 3 天后做刮宫术；如因宫内节育器而致病者，可取出宫内节育器；如有黏膜下息肉、肌瘤或内膜腺癌者，可做相应的处理；如合并有输卵管炎、卵巢炎等的患者，应做相应的处理；同时存在细菌性阴道病者，抗生素中应加用抗厌氧菌药物。

三、附件炎、盆腔腹膜炎

(一)概述

目前本病仍为多发病，国外以淋病奈瑟菌及沙眼衣原体感染为最多，占60%～80%，其他为厌氧菌及需氧菌多种微生物的混合感染；国内以厌氧菌及需氧菌混合感染为主，但由性传播疾病引起者亦有增加趋势。主要原因有以下几种。

1.产后、剖宫产后及流产后感染

内在及外来的细菌上行通过剥离面或残留的胎盘、胎膜、子宫切口等至肌层、输卵管、卵巢及盆腔腹膜发生炎症，也可经破损的黏膜、胎盘剥离面通过淋巴、血行播散到盆腔。通过对上生殖道细菌培养的研究，明确证明盆腔炎性疾病是多重微生物感染，包括阴道的需氧菌、厌氧菌、阴道加德纳菌、流感嗜血杆菌等，其中厌氧菌占70%～80%。厌氧菌中以各类杆菌及脆弱类杆菌最常见。

2.月经期性交

月经期宫颈口开放，子宫内膜剥脱面有扩张的血窦及凝血块，均为细菌的上行及滋生提供了良好的环境。如在月经期性交或使用不洁的月经垫，可使细菌侵入发生炎症。

3.妇科手术操作

任何通过宫颈黏液屏障的手术操作导致的盆腔感染，称为医源性盆腔炎性疾病，如放置宫内节育器、人工流产、输卵管通液、造影等。其他妇科手术如宫颈糜烂电熨术、腹腔镜绝育术、人工流产子宫穿孔、盆腔手术误伤肠管等均可导致急性炎症。

4.邻近器官炎症的蔓延

邻近器官的炎症最常见者为急性阑尾炎、憩室炎、腹膜炎等。

5.盆腔炎性疾病

急性发作的盆腔炎性疾病所造成的盆腔粘连、输卵管积水和扭曲等后遗症，易造成盆腔炎性疾病的再次急性发作，尤其是在患者免疫力低下、有不洁性交史等情况下。

6.全身性疾病

如败血症、菌血症等，细菌也可波及输卵管及卵巢发生急性盆腔炎性疾病。

7.淋病奈瑟菌及沙眼衣原体

多为上行性急性感染，病原体多为尿道炎、前庭大腺炎、子宫颈炎等的致病菌。

(二)病理表现

1.附件炎

当多重微生物造成产后、剖宫产后、流产后的急性输卵管炎、卵巢炎、输卵管卵巢脓肿时，病变可通过宫颈的淋巴播散至宫颈旁的结缔组织，首先侵及输卵管浆膜层，再达肌层，输卵管内膜受侵较轻，或可不受累。病变以输卵管间质炎为主，由于输卵管管壁增粗，可压迫管腔变窄，轻者管壁充血、肿胀，重者输卵管肿胀明显且弯曲，并有纤维素性渗出物，引起周围组织粘连。炎症如经子宫内膜向上蔓延，首先引起输卵管内膜炎，使输卵管内膜肿胀，间质充血、肿胀及大量中性多核白细胞浸润，重者输卵管内膜上皮可有退行性变或成片脱落，引起输卵管管腔粘连闭塞或伞端闭锁，如有渗出物或脓液积聚，可形成输卵管积脓，与卵巢粘连形成炎性包块。卵巢表面有一层白膜包被，很少单独发生炎症，卵巢多与输卵管伞端粘连，发生卵巢周围炎，进一步形成卵巢脓肿，如脓肿壁与输卵管粘连贯通，则形成输卵管卵巢脓肿。脓肿可发生于初次感染之后，但往往是在反复发作之后形成。脓肿多位于子宫后方、阔韧带后叶及肠管间，可向阴道、直肠间贯通，也可破入腹腔，发生急性弥漫性腹膜炎。

2.盆腔腹膜炎

病变腹膜充血、肿胀，伴有含纤维素的渗出液，可形成盆腔脏器粘连，渗出物聚集在粘连的间隙内，形成多个小脓肿，或聚集在子宫直肠窝形成盆腔脓肿，脓肿破入直肠，症状可减轻；如破入腹腔，则可引起弥漫性腹膜炎，使病情加重。

(三)临床表现

视病情及病变范围大小，表现的症状不同。轻者可以症状轻微或无症状；重者可有发热及下腹痛，发热前可先有寒战、头痛，体温可高达 40 ℃，下腹痛多为双侧下腹部剧痛或病变部剧痛，可与发热同时发生。如疼痛发生在月经期，则可有月经的变化，如经量增多、月经期延长；在非月经期发作则可有不规则阴道出血、白带增多、性交痛等。由于炎症的刺激，少数患者也可有膀胱及直肠刺激症状，如尿频、尿急、腹胀、腹泻等。体格检查患者呈急性病容，脉速，唇干。妇科检查见阴道充血，宫颈充血有分泌物，呈黄白色或黏液脓性，有时带恶臭，阴道穹隆有触痛，宫颈有举痛，子宫增大、压痛、活动受限，双侧附件有增厚，或触及包块，压痛明显。下腹部剧痛常拒按，或一侧压痛，摆动宫颈时更明显，炎症波及腹膜时呈现腹膜刺激症状。如已发展为盆腔腹膜炎，则整个下腹部有压痛及反跳痛。

(四)诊断要点

重症及典型的盆腔炎性疾病病例根据病史、临床及实验室检查所见，诊断不难，但此部分患者只占盆腔炎性疾病的 4%左右。临床上绝大多数盆腔炎性疾病为轻到中度及亚临床感染者。这部分患者可无明确病史，临床症状轻微，或仅表现有下腹部轻微疼痛，白带稍多，给临床诊断带来困难。有研究显示因感染造成的输卵管性不孕患者中，30%～75%的患者无盆腔炎性疾病病史，急性盆腔炎性疾病有发热者仅占30%，有下腹痛、白带多、宫颈举痛者仅占20%。有鉴于此，美国疾病控制与预防中心提出了新的盆腔炎性疾病诊断标准：①必须具备下列3项主要标准，即下腹痛、宫颈举痛、附件区压痛。②此外，下列标准中具备1项或1项以上时，增加诊断的特异性：体温>38 ℃、异常的宫颈或阴道排液、沙眼衣原体或淋病奈瑟菌的实验室证据、血沉加快或C反应蛋白升高。③对一些有选择的病例必须有下列的确定标准：阴道超声或其他影像诊断技术的阳性发现，如输卵管增粗，伴或不伴管腔积液、输卵管卵巢脓肿或腹腔游离液体、子宫内膜活检阳性、腹腔镜下有与盆腔炎性疾病一致的阳性所见。

盆腔炎性疾病中有10%～20%伴有肝周围炎或局部腹膜炎，多在腹腔镜检查时发现，被认为是感染性腹腔液体直接或经淋巴引流到膈下区域造成，以沙眼衣原体引起者最多见，偶见有淋病奈瑟菌及厌氧菌引起者。腹腔镜下见肝周充血、炎性渗出，以及肝膈面与上腹、横膈形成束状、膜状粘连带。此种肝周炎很少侵犯肝实质，肝功能多正常。

1.阴道分泌物涂片检查

此方法简便、经济、实用。阴道分泌物涂片检查中每个阴道上皮细胞中有1个以上的粒细胞就会出现白带增多，每高倍视野有3个以上白细胞诊断盆腔炎性疾病的敏感性达87%，其敏感性高于血沉、C反应蛋白及经过内膜活检或腹腔镜证实的有症状的盆腔炎性疾病所呈现出来的外周血的白细胞计数值。

2.子宫内膜活检

子宫内膜活检可得到子宫内膜炎的组织病理学诊断，被认为是一种比腹腔镜创伤小而又能证实盆腔炎性疾病的方法。子宫内膜活检与腹腔镜检查在诊断盆腔炎性疾病上有90%的相关性。子宫内膜活检的诊断敏感性为92%，特异性为87%，并可同时取材做细菌培养，但有被阴道细菌污染的机会。

3.超声等影像学检查

在各类影像学检查方法中，B超是最简便、实用和经济的方法，且与腹腔镜检查有很好的相关性。在急性、严重的盆腔炎性疾病时，经阴道超声可见输卵管增粗、管腔积液或盆腔有游离液体。B超还可用于监测临床病情的发展，出现盆腔脓肿时，B超可显示附件区肿块，伴不均匀回声。计算机体层显像(CT)、磁共振成像(MRI)有时也可显示出较清晰的盆腔器官影像，但由于其价值昂贵，不能普遍用于临床。对于早期、轻度的盆腔炎性疾病，B超敏感性较差。

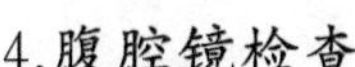

4.腹腔镜检查

腹腔镜检查目前被认为是诊断盆腔炎性疾病的“金标准”，这是因为腹腔镜检查可在直视下观察盆腔器官的病变情况，并可同时取材行细菌鉴定及培养而无阴道污染。腹腔镜下诊断盆腔炎性疾病的最低标准为输卵管表面可见充血、输卵管壁肿胀及输卵管表面与伞端有渗出物，也可显示肝包膜渗出、粘连。

5.其他实验室检查

其他实验室检查包括白细胞计数增多、血沉增快、C 反应蛋白升高、血清糖类抗原 125(CA125)升高等，虽对临床诊断有所帮助，但均缺乏敏感性与特异性。

(五)治疗方案

盆腔炎性疾病治疗目的是缓解症状、消除当前感染及降低远期后遗症的危险。

1.全身治疗

重症者应卧床休息，给予高蛋白流质或半流质饮食，体位以头高脚低位为宜，以利于宫腔内及宫颈分泌物排出体外，盆腔内的渗出物聚集在子宫直肠窝内而使炎症局限。补充液体，纠正电解质紊乱及酸碱平衡，高热时给予物理降温，并应适当给予止痛药，避免无保护性交。

2.抗生素治疗

近年来由于新的抗生素不断问世，细菌培养技术的提高及药物敏感试验的配合，使临床上得以合理使用抗生素，对急性炎症可达到微生物学的治愈(治愈率为 84%～98%)，一般在做药物敏感试验以前，先使用需氧菌、厌氧菌，以及淋病奈瑟菌、沙眼衣原体兼顾的广谱抗生素，待做药物敏感试验后再更换，一般是根据病因及发病后已用过何种抗生素作为参考来选择用药。急性附件炎、盆腔腹膜炎常用的抗生素有以下几种。

(1)青霉素或红霉素与氨基糖苷类药物及甲硝唑合用：青霉素 G 每天 240 万～1 000 万单位，静脉滴注，病情好转后改为每天 120 万～240 万单位，每 4～6 小时 1 次，分次给药或连续静脉滴注。红霉素每天 0.9～1.25 g 静脉滴注，链霉素0.75 g 肌内注射，每天 1 次。庆大霉素每天 16 万～32 万单位，分 2～3 次静脉滴注或肌内注射，一般疗程<10 天。甲硝唑 500 mg 静脉滴注，每 8 小时 1 次，病情好转后改口服400 mg，每 8 小时 1 次。

(2)第 1 代头孢菌素与甲硝唑合用：对第 1 代头孢菌素敏感的细菌有 β 溶血性链球菌、葡萄球菌、大肠埃希菌等。头孢噻吩，每天 2 g，分 4 次肌内注射；头孢唑林，每次 0.5～1 g，每天 2～4 次，静脉滴注；头孢拉定，每天100～150 mg/kg 静脉滴注，或每天 2～4 g 口服，分4 次空腹服用。

(3)克林霉素与氨基糖苷类药物合用：克林霉素每次 600 mg，每 6 小时 1 次，静脉滴注，体温降至正常后 24～48 小时改口服，每次 300 mg，每 6 小时 1 次。克林霉素对多数革兰阳性、厌氧菌（如类杆菌、消化链球菌等）及沙眼衣原体有效。与氨基糖苷类药物合用有良好的效果。但此类药物与红霉素有拮抗作用，不可与其合用。

(4)林可霉素：其作用与克林霉素相同，用量每次 300～600 mg，每天 3 次，肌内注射或静脉滴注。

(5)第 2 代头孢菌素：对革兰阴性菌的作用较为优越，抗酶性能强，抗菌谱广。临床用于治疗革兰阴性菌感染。如头孢呋辛，每次 0.5～0.75 g，每天 3 次肌内注射或静脉滴注；头孢孟多，轻度感染，每次 0.5～1 g，每天 4 次静脉滴注，较重的感染，每天 6 次，每次 1 g；头孢西丁对革兰阳性及阴性需氧菌与厌氧菌均有效，每次 1～2 g，每 6～8 小时 1 次静脉注射或静脉滴注，可单独使用。

(6)第 3 代头孢菌素：对革兰阴性菌的作用较第 2 代头孢菌素更强，抗菌谱广，抗酶性能强，对第 1、2 代头孢菌素耐药的一些革兰阴性菌株常可有效。头孢噻肟对革兰阴性菌有较强的抗菌效能，但对脆弱杆菌较不敏感。一般感染每天 2 g，分 2 次肌内注射或静脉注射，中度或重度感染每天 3～6 g，分 3 次肌内注射或静脉注射。头孢曲松 1～2 g，每天 2 次静脉注射。

(7)哌拉西林：对多数需氧菌及厌氧菌均有效，每天 4～12 g，分 3～4 次静脉注射或静脉滴注，严重感染每天可用 16～24 g。

(8)喹诺酮类药物：如诺氟沙星、氧氟沙星、环丙沙星等，其抗菌谱广，对革兰阳性、阴性菌均有抗菌作用，且具有较好的组织渗透性，口服量每天 0.2～0.6 g，分 2～3 次服用。其中氟罗沙星由于其半衰期长，每天 1 次服 0.2～0.4 g 即可。

3.中药治疗

主要作用为活血化瘀、清热解毒，如用银翘解毒汤、清营汤、安宫牛黄丸、紫雪丹等。

4.手术治疗

(1)经药物治疗 48～72 小时，体温持续不降，肿块增大，出现肠梗阻、脓肿破裂或中毒症状时，应及时行手术处理。年轻妇女要考虑保留卵巢功能，体质衰弱的患者，手术范围需根据具体情况决定。如为盆腔脓肿，可在 B 超、CT 等影像学检查引导下经腹部或阴道切开排脓，也可在腹腔镜下行盆腔脓肿切开引流，同时注入抗生素。

(2)输卵管脓肿、卵巢脓肿经保守治疗病情好转,肿物局限,也可行手术切除肿物。

(3)脓肿破裂,患者出现腹部剧痛,伴高热、寒战、恶心、呕吐、腹胀、拒按等情况时,应立即剖腹探查。

四、盆腔结缔组织炎

(一)急性盆腔结缔组织炎

1.概述

盆腔结缔组织是腹膜外的组织,位于盆腔腹膜的后方,子宫两侧及膀胱前间隙处,这些部位的结缔组织间并无明显的界限。急性盆腔结缔组织炎不是继发于输卵管、卵巢的炎症,是初发于子宫旁的结缔组织,然后再扩展至其他部位的炎症。

本病多由于分娩或剖宫产时宫颈或阴道上端的撕裂、困难的宫颈扩张术时宫颈裂伤、经阴道的子宫全切除术时阴道残端周围的血肿,以及人工流产术中误伤子宫及宫颈侧壁等情况时细菌侵入发生感染。

本病的常见病原体多为链球菌、葡萄球菌、大肠埃希菌、厌氧菌、淋病奈瑟菌、衣原体、支原体等。

2.病理表现

发生急性盆腔结缔组织炎后,局部组织出现肿胀、充血,并有大量白细胞及浆细胞浸润。炎症初起时多位于生殖器官受到损伤的部位,如自宫颈部的损伤浸润至宫颈一侧盆腔结缔组织,逐渐可蔓延至盆腔对侧的结缔组织及盆腔的前半部分。病变部分易化脓,形成大小不等的脓肿,如未能及时控制,炎症可通过淋巴向输卵管、卵巢或髂窝处扩散,由于盆腔结缔组织与盆腔内血管接近,可引起盆腔血栓性静脉炎。如阔韧带内已形成脓肿且未及时切开引流,脓肿可向阴道、膀胱、直肠破溃,高位的脓肿也可向腹腔破溃引起弥漫性腹膜炎、脓毒血症而使病情急剧恶化,但引流通畅后,炎症可逐渐消失。如排脓不畅,也可形成长期不愈的窦道。

3.临床表现

炎症初期患者可有高热、下腹痛,体温可达 40 ℃,下腹痛多与急性输卵管卵巢炎相似。如在发病前曾有全子宫切除术、剖宫产术时有单侧壁或双侧壁损伤病史,诊断更易。如已形成脓肿,除发热、下腹痛外,常见有直肠、膀胱压迫症状,如便意频数、排便痛、恶心、呕吐、尿频、尿痛等症状。

妇科检查在发病初期，子宫一侧或双侧有明显的压痛与边界不明显的增厚感，增厚可达盆壁，子宫略大，活动差，压痛，一侧阴道或双侧阴道穹隆可触及包块，包块上界常与子宫底平行，触痛明显。如已形成脓肿，因脓液向下流入子宫后方，阴道后穹隆常可触及较软的包块，且触痛明显。

4.诊断要点

根据病史、临床症状及妇科检查所见诊断不难，但需进行鉴别诊断。

(1)输卵管妊娠破裂：有停经史，下腹痛突然发生，面色苍白，急性病容，腹部有腹膜刺激症状，阴道出血少量，尿人绒毛膜促性腺激素(+)，后穹隆穿刺可见血液。

(2)卵巢囊肿蒂扭转：有突发的一侧性下腹痛，有或无肿瘤病史，有单侧腹膜刺激症状，触痛明显，妇科检查子宫一侧触及肿物及触痛，无停经史。

(3)急性阑尾炎：疼痛缓慢发生，麦氏点有触痛，妇科检查无阳性所见。

5.治疗方案

(1)抗生素治疗：可用广谱抗生素如青霉素、头孢菌素、氨基糖苷类抗生素、林可霉素、克林霉素、多西环素及甲硝唑等。待细菌药物敏感试验出结果后，改用敏感的抗生素。

(2)手术治疗：急性盆腔结缔组织炎，轻症者一般不做手术治疗，以免炎症扩散或出血，但有些情况需手术处理。①宫腔内残留组织伴阴道出血：首先应积极抗感染，如无效或出血较多时，在用药物控制感染的同时，用卵圆钳清除宫腔内容物，避免做刮宫术。②子宫穿孔：如无肠管损伤及内出血，可不必行剖腹修补。③宫腔积脓：应扩张宫口使脓液引流通畅。④已形成脓肿者：根据脓肿的部位采取切开排脓手术，如为接近腹股沟韧带的脓肿，应等待脓肿扩大后再做切开；如脓肿位于阴道一侧，应自阴道做切开，尽量靠近中线，以免损伤输尿管或子宫动脉。

(二)慢性盆腔结缔组织炎

1.概述

慢性盆腔结缔组织炎多由于急性盆腔结缔组织炎治疗不彻底，或患者体质较差，炎症迁延而成。由于宫颈的淋巴管直接与盆腔结缔组织相通，故也可因慢性子宫颈炎发展至盆腔结缔组织炎。

2.病理表现

本病的病理变化多为盆腔结缔组织由充血、肿胀转为纤维组织及增厚、变硬的瘢痕组织，与盆壁相连，子宫被固定不能活动，或活动受限，子宫常偏向于患侧

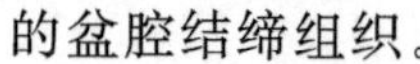

的盆腔结缔组织。

3.临床表现

轻度慢性盆腔结缔组织炎一般多无症状，偶尔于身体劳累时有腰痛、下腹坠痛，重度者可有较严重的下腹坠痛、腰酸痛及性交痛。妇科检查子宫多呈后倾后屈位，三合诊时触及宫骶韧带，可见其增粗呈索条状，有触痛，双侧宫旁组织肥厚，有触痛，如为单侧发病，可触及子宫变位，屈向于患侧，如已形成冰冻骨盆，则子宫的活动完全受到限制。

4.诊断要点

根据有急性盆腔结缔组织炎史、临床症状与妇科检查，诊断不难，但需与子宫内膜异位症、结核性盆腔炎、卵巢癌及陈旧性异位妊娠等鉴别。

(1)子宫内膜异位症：多有痛经史，且进行性加重。妇科检查可能触及子宫骶韧带处有触痛结节，或子宫两侧有包块，B超及腹腔镜检查有助于诊断。

(2)结核性盆腔炎：多有其他脏器结核史，腹痛常为持续性，腹胀，偶有腹部包块，有时有闭经史，可同时伴子宫内膜结核，X线检查下腹部可见钙化灶，包块位置较慢性盆腔结缔组织炎高。

(3)卵巢癌：包块多为实质性，较硬，表面不规则，常有腹水，患者一般情况差，晚期患者有下腹痛，诊断时有困难，B超检查、腹腔镜检查、肿瘤标志物及活检有助于诊断。

(4)陈旧性异位妊娠：多有闭经史及阴道出血，下腹痛偏向于患侧，妇科检查子宫旁有分界不清的包块，触痛，B超及腹腔镜检查有助于诊断。

5.治疗方案

需积极治疗慢性子宫颈炎及急性盆腔结缔组织炎。慢性子宫颈炎的治疗包括物理治疗，如超短波、激光、微波、中波直流电离子透入紫外线等。慢性盆腔结缔组织炎可用物理治疗，以减轻疼痛。急性盆腔结缔组织炎需积极彻底治疗，不使病原体潜伏于体内。应用抗生素治疗可取得一定的疗效，与物理治疗合用效果较好。慢性盆腔结缔组织炎经治疗后症状可减轻，但易复发，如复发于月经期后、性交后及过度体力劳动后。

五、女性生殖器结核

(一)概述

由人型结核分枝杆菌侵入机体后在女性生殖器引起的炎症性疾病称为女性生殖器结核，常继发于肺、肠、肠系膜淋巴结、腹膜等器官的结核，也有少数患者继发于骨、关节结核，多数患者在发现生殖器结核时原发病灶已痊愈。结核分枝杆菌首先侵犯输卵管，然后下行传播至子宫内膜和卵巢，很少侵犯宫颈，阴道及外阴结核更为罕见。由于本病病程缓慢，症状不典型，易被忽视。

(二)传播途径

生殖器结核是全身结核的一种表现，一般认为是继发性感染，主要来源于肺或腹膜结核。传播途径可有以下几种。

1.血行传播

血行传播最为多见。结核分枝杆菌一般首先感染肺部，短时间即进入血液循环，传播至体内其他器官，包括生殖器官。有研究发现，肺部原发感染发生在月经初期时结核分枝杆菌通过血行播散可被单核-吞噬细胞系统清除，但在输卵管内可形成隐性传播灶，处于静止状态可达1～10年，直至机体免疫功能低下时细菌重新激活发生感染。青春期时生殖器官发育，血供较为丰富，结核分枝杆菌易借血行传播。

2.淋巴传播

淋巴传播较少见。多为逆行传播，如肠结核通过淋巴管逆行传播至生殖器官。

3.直接蔓延

结核性腹膜炎和肠系膜淋巴结核可直接蔓延到输卵管。腹膜结核与输卵管结核常并存，平均占生殖器结核的50%，两处结核病灶可通过直接接触相互传染。

4.原发性感染

原发性感染极为少见。一般多为男性附睾结核的结核分枝杆菌通过性交传染给女性。

(三)病理表现

女性生殖器结核绝大多数首先感染输卵管，其次为子宫内膜、卵巢、宫颈、阴道及外阴。

1.输卵管结核

输卵管结核最常见，多为双侧性。典型病变为输卵管黏膜皱襞可有广泛的肉芽肿反应及干酪样坏死，镜下可见结核结节。由于感染途径不同，结核性输卵管炎初期大致有3种类型。

(1)结核性输卵管周围炎：输卵管浆膜面充血、肿胀，见散在黄白色粟粒状小结节，可与周围器官广泛粘连，常为盆腔腹膜炎或弥漫性腹膜炎的一部分。可能出现少量腹水。

(2)结核性输卵管间质炎：由血行播散而来。输卵管黏膜下层或肌层最先出现散在小结节，后波及黏膜和浆膜。

(3)结核性输卵管内膜炎：多由血行播散所致，继发于结核性腹膜炎者较少见，结核分枝杆菌可由输卵管伞端侵入。输卵管黏膜首先受累，发生溃疡和干酪样坏死，病变以输卵管远端为主，伞端黏膜肿胀，黏膜皱襞相互粘连，伞端可外翻呈烟斗状，但并不一定闭锁。

输卵管结核随病情发展可有2种类型：①增生粘连型。较多见，此型病程进展缓慢，临床表现多不明显。输卵管增粗僵直，伞端肿大开放呈烟斗状，但管腔可发生狭窄或阻塞。切面可在黏膜及肌壁找到干酪样结节，慢性病例可见钙化灶。当病变扩展到浆膜层或整个输卵管被破坏后，可有干酪样物质渗出，随后肉芽组织侵入，使输卵管与邻近器官(卵巢、肠管、肠系膜、膀胱和直肠等)广泛紧密粘连，形成难以分离的实性肿块，如有积液，则可形成包裹性积液。②渗出型。此型病程呈急性或亚急性。渗出液呈草黄色，澄清，为浆液性，偶可见血性液体，量多少不等。输卵管管壁有干酪样坏死，黏膜有粘连，管腔内有干酪样物质潴留而形成输卵管积脓。与周围器官可无粘连而可活动，易误诊为卵巢囊肿。较大的输卵管积脓可波及卵巢而形成结核性输卵管卵巢脓肿。

2.子宫内膜结核

子宫内膜结核多由输卵管结核扩散而来。由于子宫内膜有周期性脱落而使内膜结核病灶随之排出，病变多局限于子宫内膜，早期呈散在粟粒样结节，极少数严重者病变侵入肌层。子宫体大小正常或略小，外观无异常。刮取的子宫内膜镜下可见结核结节，严重者出现干酪样坏死。典型的结核结节中央为1～2个巨细胞，细胞呈马蹄状排列，周围有类上皮细胞环绕，外侧有大量淋巴细胞和浆细胞浸润。子宫内膜结核结节的特点是结核结节周围的腺体对卵巢激素反应不敏感，表现为持续性增生或分泌不足。严重的内膜结核可出现干酪样坏死而呈表浅的溃疡，致使内膜大部分或全部被破坏，以后还可形成瘢痕，内膜的功能全部丧失而发生闭经。子宫内膜为干酪样组织或形成溃疡时可形成宫腔积脓；全部为干酪样肉芽肿样组织时可出现恶臭的浆液性白带，需排除子宫内膜癌。

3.卵巢结核

病变多由输卵管结核蔓延而来，多为双侧性，卵巢表面可见结核结节或干酪样坏死或肉芽肿。卵巢虽与输卵管相邻较近，但因有白膜包裹而较少受累，常仅有卵巢周围炎。若由血行传播引起的感染，可在卵巢深层间质中形成结节，或发生干酪样坏死性脓肿。

4.宫颈结核

宫颈结核常由子宫内膜结核下行蔓延形成，或经血行淋巴播散而来。肉眼观察病变呈乳头状增生或溃疡型而不易与宫颈癌鉴别，确诊需经病理组织学检查。宫颈结核一般有4种类型：溃疡型、乳头型、间质型和宫颈黏膜型。

5.外阴、阴道结核

外阴、阴道结核多自子宫和宫颈向下蔓延而来或由血行传播所致。病灶表现为外阴和阴道局部单个或数个表浅溃疡，久治不愈可形成窦道。

（四）临床表现

1.病史

病史对本病的诊断极为重要。需详细询问家族结核史、本人结核接触史及本人生殖器以外脏器结核史，生殖器结核患者中约有1/5的患者有结核家族史。

2.症状

患者的临床症状多为非特异性的。不少患者无不适主诉，而有的则症状严重。

(1)月经失调：为女性生殖器结核较常见的症状，与病情有关。早期患者因子宫内膜充血或形成溃疡而表现为月经量过多、经期延长或不规则阴道出血，易被误诊为功能失调性子宫出血。多数患者就诊时发病已久，此时子宫内膜已遭受不同程度的破坏，表现为月经量过少，甚至闭经。

(2)下腹坠痛：盆腔炎症和粘连、结核性输卵管卵巢脓肿等均可引起不同程度的下腹坠痛，经期症状更加明显。

(3)不孕：在原发性不孕患者中，生殖器结核常为主要原因之一。输卵管结核患者输卵管管腔可狭窄、阻塞，黏膜纤毛丧失或粘连，输卵管间质发生炎症者输卵管蠕动异常，输卵管失去正常功能而导致不孕。子宫内膜结核是引起不孕的另一主要原因。

(4)白带增多：多见于合并宫颈结核者，尤其当合并子宫颈炎时，分泌物可呈脓性或脓血性，组织脆，有接触性出血，易被误诊为癌性溃疡。

(5)全身症状：可有疲劳、消瘦、低热、盗汗、食欲下降或体重减轻等结核的一般症状。无自觉症状的患者临床亦不少见。有的患者可仅有低热，尤其在月经期比较明显，经期低热是生殖器结核的典型临床表现之一。生殖器结核常继发于肺、脑膜、肠和泌尿系统等脏器的结核，因而可有原发脏器结核的症状，如咯血、胸痛、血尿等。

3.体征

因病变部位、程度和范围不同而有较大差异。部分患者妇科检查子宫因粘连而活动受限，双侧输卵管增粗、变硬，如索条状。严重患者妇科检查可扪及盆腔包块，质硬、不规则，与周围组织广泛粘连，活动差，无明显触痛。包裹性积液患者可扪及囊性肿物，似卵巢囊肿。生殖器结核与腹膜结核并存时患者腹部可有压痛，腹部触诊腹壁有揉面感，有腹水征。个别患者于子宫旁或子宫直肠窝处扪及小结节，易误诊为盆腔子宫内膜异位症或卵巢恶性肿瘤。生殖器结核患者常有子宫发育不良，宫颈结核患者窥阴器检查时可见宫颈局部乳头状增生或小溃疡形成。

(五)诊断要点

症状、体征典型的患者诊断多无困难，多数因无明显症状和体征极易造成漏诊或误诊。有些患者仅因不孕行诊刮，经病理组织学检查才证实为子宫内膜结核。如有以下情况应首先考虑生殖器结核可能：①有家族性结核史，既往有结核接触史，或本人曾患肺结核、结核性胸膜炎和肠结核者。②不孕伴月经过少或闭经，有下腹痛等症状，或盆腔有包块者。③未婚妇女，无性接触史，主诉低热、盗汗、下腹痛和月经失调，肛门指诊盆腔附件区增厚有包块者。④慢性盆腔炎久治不愈者。

由于本病患者常无典型临床表现，需依靠辅助诊断方法确诊。常用的辅助诊断方法有以下几种。

1.病理组织学检查

盆腔内见粟粒样结节或干酪样物质者一般必须做诊刮。对不孕及可疑患者也应取子宫内膜做病理组织学检查。诊刮应在月经来潮后12小时之内进行，这是因为此时病变表现较为明显。刮宫时应注意刮取两侧子宫角内膜，因子宫内膜结核多来自输卵管，使病灶多首先出现在宫腔两侧角。刮出的组织应全部送病理检查，最好将标本做系统连续切片，以免漏诊。如在切片中找到典型的结核结节即可确诊。子宫内膜有炎性肉芽肿者应高度怀疑内膜结核。无结核性病变但有巨细胞体系存在也不能否认结核的存在。可疑患者需每隔2～3个月复查1次，如3次内膜检查均为阴性者，可认为无子宫内膜结核存在。因刮宫术有引起结核扩散的危险性，术前、术后应使用抗结核药物预防性治疗。其他如宫颈、阴道、外阴等病灶也需经病理组织学检查才能明确诊断。

2.结核分枝杆菌培养、动物接种

取经血、刮取的子宫内膜、宫颈分泌物、宫腔分泌物、盆腔包块穿刺液或盆腔包裹性积液等做培养，到 2 个月时检查有无阳性结果。或将这些物质接种于豚鼠腹壁皮下，6～8 周进行解剖检查，如在接种部位周围的淋巴结中找到结核分枝杆菌即可确诊。如果结果为阳性，可进一步做药物敏感试验以指导临床治疗。经血培养(取月经第 1 天的经血 6～8 mL)可避免刮宫术引起的结核扩散，但阳性率较子宫内膜细菌学检查为低。一般主张同时进行组织学检查、细菌培养和动物接种，可提高阳性确诊率。本法有一定技术条件要求，而且耗时较长，尚难推广使用。

3.X 线检查

(1)胸部 X 线检查：必要时还可做胃肠系统和泌尿系统 X 线检查，以便发现其原发病灶。但许多患者在发现生殖器结核时其原发病灶往往已经愈合，而且不留痕迹，故 X 线检查阴性并不能排除盆腔结核。

(2)腹部 X 线检查：如显示孤立的钙化灶，提示曾有盆腔淋巴结结核。

(3)子宫输卵管碘油造影：子宫输卵管碘油造影对生殖器结核的诊断有一定的价值。其显影特征：①宫腔形态各不相同，可有不同程度的狭窄或变形，无刮宫或流产病史者边缘亦可呈锯齿状。②输卵管管腔有多发性狭窄，呈典型的串珠状或细小僵直状。③造影剂进入子宫壁间质、宫旁淋巴管或血管时应考虑有子宫内膜结核。④输卵管壶腹部与峡部间有梗阻，并伴有碘油进入输卵管间质中的灌注缺损。⑤输卵管、卵巢和盆腔淋巴结部位有多处散在粟粒状透亮斑点阴影，似钙化灶。子宫输卵管碘油造影有可能将结核分枝杆菌或干酪样物质带入盆、腹腔，甚至造成疾病扩散而危及生命，因此应严格掌握适应证。输卵管有积脓或其他疾病时不宜行造影术。造影前后应给予抗结核药物，以防病情加重。造影适宜时间为月经干净后 2～3 天。

4.腹腔镜检查

腹腔镜检查在诊断妇女早期盆腔结核上较其他方法更有价值。对于子宫内膜组织病理学和细菌学检查阴性的患者可行腹腔镜检查。镜下观察子宫和输卵管的浆膜面有无粟粒状结节，输卵管周围有无膜状粘连，以及输卵管卵巢有无肿块等，同时可取可疑病变组织做活检，并取后穹隆液体做结核分枝杆菌培养等。

5.聚合酶链反应检测

经血或组织中结核分枝杆菌特异的荧光聚合酶链反应定量测定可对疾病作出迅速诊断，但判断结果时要考虑病程。

6.血清CA125值测定

晚期腹腔结核患者血清CA125水平明显升高。伴或不伴腹水的腹部肿块患者血清CA125值异常升高也应考虑结核的可能,腹腔镜检查结合活检可明确诊断,以避免不必要的剖腹手术。血清CA125值的检测还可用于监测抗结核治疗的疗效。

7.宫腔镜检查

宫腔镜检查可直接发现子宫内膜结核病灶,并可在直视下取活组织做病理检查。但有可能使结核扩散,且因结核破坏所致的宫腔严重粘连变形可妨碍观察效果,难以与外伤性宫腔粘连鉴别,故不宜作为首选检查方式。如必须借助宫腔镜诊断,镜检前应排除有无活动性结核,并应进行抗结核治疗。宫腔镜下可见子宫内膜因炎症反应而充血发红,病灶呈黄白色或灰黄色。轻度病变子宫内膜高低不平,表面可附着粟粒样白色小结节;重度病变子宫内膜被结核所破坏,致宫腔粘连,形态不规则,腔内可充满杂乱、质脆的息肉状突起,瘢痕组织质硬,甚至形成石样钙化灶,难以扩张和分离。

8.其他检查

如结核菌素试验、血常规、血沉和血中结核抗体检测等,但这些检查对病变部位无特异性,仅可作为诊断的参考。

(六)治疗方案

1.一般治疗

增强机体抵抗力及免疫力对治疗有一定的帮助。活动性结核患者应卧床休息,至少休息3个月。当病情得到控制后,可从事部分较轻工作,但需注意劳逸结合,加强营养,适当参加体育活动,增强体质。

2.抗结核药物治疗

(1)常用的抗结核药物:理想的抗结核药物具有杀菌、灭菌或较强的抑菌作用,毒性低,不良反应小,不易产生耐药菌株,价格低廉,使用方便,药源充足;经口服或注射后药物能在血液中达到有效浓度,并能渗入吞噬细胞、腹膜腔或脑脊液内,疗效迅速而持久。

目前常用的抗结核药物分为4类:①对细胞内和细胞外菌体效力相仿者,如利福平、异烟肼、乙硫异烟胺和环丝氨酸等。②细胞外作用占优势者,如链霉素、卡那霉素、卷曲霉素和紫霉素等。③细胞内作用占优势者,如吡嗪酰胺。④抑菌药物,如对氨基水杨酸、乙胺丁醇和氨硫脲等。

链霉素、异烟肼和对氨基水杨酸为一线药物;其他药物为二线药物。临床上一般首先选用一线药物，在一线药物产生耐药菌株或因毒性反应患者不能耐受时则可换用1～2种二线药物。

常用的抗结核药物如下：①异烟肼具有杀菌力强、可以口服、不良反应小、价格低廉等优点。结核分枝杆菌对本药的敏感性很易消失，故多与其他抗结核药物联合使用。其作用机制主要是抑制结核分枝杆菌DNA的合成，并阻碍细菌细胞壁的合成。口服后吸收快，渗入组织杀灭细胞内、外代谢活跃或静止的结核分枝杆菌，局部病灶药物浓度亦相当高。剂量：成人口服1次0.1～0.3 g，1天0.2～0.6 g；静脉用药1次0.3～0.6 g，加5％葡萄糖注射液或等渗氯化钠注射液20～40 mL缓慢静脉注射，或加入250～500 mL液体中静脉滴注；局部（宫腔内、子宫直肠窝或炎性包块内）用药1次50～200 mg；也可1天1次0.3 g顿服或1周2次，1次0.6～0.8 g口服，以提高疗效并减少不良反应。本药常规剂量很少发生不良反应，大剂量或长期使用时可见周围神经炎、中枢神经系统中毒（兴奋或抑制）、肝脏损害（血清丙氨酸氨基转移酶升高）等。异烟肼急性中毒时可用大剂量维生素B_6对抗。用药期间注意定期检查肝功能。肝功能不良、有精神病和癫痫史者慎用。本品可加强香豆素类抗凝药、某些抗癫痫药、降压药、抗胆碱药、三环类抗抑郁药等的作用，合用时需注意。抗酸药尤其是氢氧化铝可抑制本品吸收，不宜同时服用。②利福平是广谱抗生素。其杀灭结核分枝杆菌的机制在于抑制菌体的RNA聚合酶，阻碍信使RNA（mRNA）合成。对细胞内、外代谢旺盛及偶尔繁殖的结核分枝杆菌均有作用，常与异烟肼联合应用。剂量：成人每天1次，空腹1次口服0.45～0.60 g。本药不良反应轻微，除消化道不适、流感症状外，偶有短暂性肝功能损害。与异烟肼、对氨酸水杨酸联合使用可加强肝毒性。用药期间检查肝功能，肝功能不良者慎用。长期服用本品可降低口服避孕药的作用而导致避孕失败。服药后尿、唾液、汗液等排泄物可呈橘红色。③链霉素为广谱氨基糖苷类抗生素，对结核分枝杆菌有杀菌作用。其作用机制在于干扰结核分枝杆菌的酶活性，阻碍蛋白合成。对细胞内的结核分枝杆菌作用较小。剂量：成人每天0.75～1.00 g，1次或分2次肌内注射，50岁以上或肾功能减退者每天用量为0.50～0.75 g；间歇疗法，每周2次，每次肌内注射1 g。本药毒副作用较大，主要为第8对脑神经损害，表现为眩晕、耳鸣、耳聋等，严重者应及时停药；对肾脏有轻度损害，可引起蛋白尿和管型尿，一般停药后可恢复，肾功能严重减退者不宜使用；其他变态反应有皮疹、剥脱性皮炎和药物热等，过敏性休克较少见。单独用药易产生耐药性。④吡嗪酰胺能杀灭吞噬细胞内酸性环境中的结核分枝杆菌。剂量：35 mg/(kg·d)，分3～4次口服。不良反应为高尿酸血症、关节痛、胃肠不适和肝损害等。⑤乙胺丁醇对结核分枝杆菌有抑菌作用，与其他抗结核药物联用时可延缓细菌对其他药物产生耐药性。剂量：1 次0.25 g，1 天0.50～0.75 g，也可开始 25 mg/(kg · d)，分 2～3 次口服，8 周后减量为15 mg/(kg · d)，分2 次给予；长期联合用药方案中，可1 周2 次，每次50 mg/kg。不良反应很少，偶有胃肠不适。剂量过大或长期服用时可引起球后神经炎、视力减退、视野缩小和中心盲点等，一旦停药多能缓慢恢复。与利福平合用有加强视力损害的可能。糖尿病患者需在血糖控制基础上使用，已发生糖尿病性眼底病变者慎用本品。⑥对氨基水杨酸为抑菌药物。其作用机制可能在结核分枝杆菌叶酸的合成过程中与对氨苯甲酸竞争，影响结核分枝杆菌的代谢。与链霉素、异烟肼或其他抗结核药联用可延缓对其他药物发生耐药性。剂量：成人每天8～12 g，每次 2～3 g 口服；静脉用药每天 4～12 g(从小剂量开始)，以等渗氯化钠或5%葡萄糖注射液溶解后避光静脉滴注，5 小时内滴完，1 个月后改为口服。不良反应有食欲减退、恶心、呕吐和腹泻等，饭后服用或与碳酸氢钠同服可减轻症状。忌与其他水杨酸类药物同服，以免胃肠道反应加重和导致胃溃疡。肝、肾功能减退者慎用。对氨基水杨酸能干扰利福平的吸收，两者同用时给药时间最好间隔6～8 小时。

(2)用药方案：了解抗结核药物的作用机制并结合药物的不良反应选择联合用药方案。

长程标准方案：采用链霉素、异烟肼和对氨酸水杨酸三联治疗，疗程为 1.5～2 年。治愈标准为病变吸收，病情稳定而不再复发。但因疗程长，部分患者由于症状消失而不再坚持正规用药导致治疗不彻底，常是诱发耐药变异菌株的原因。治疗方案为开始 2 个月每天用链霉素、异烟肼和对氨酸水杨酸，以后 10 个月用异烟肼和对氨酸水杨酸；或开始 2 个月用链霉素、异烟肼和对氨酸水杨酸，以后3 个月每周用链霉素 2 次，每天用异烟肼和对氨酸水杨酸，以后 7 个月用异烟肼和对氨酸水杨酸。

短程方案：与长程标准方案对照，减少用药时间和药量同样可达到治愈效果。近年来倾向于短程方案，以达到疗效高、毒性低和价格低廉的目的。短程治疗要求：①必须含 2 种或 2 种以上抑菌药物。②异烟肼和利福平为基础，并贯穿疗程始末。③不加抑菌药物，但乙胺丁醇除外，有乙胺丁醇时疗程应为 9 个月。治疗方案：开始 2 个月每天口服链霉素、异烟肼、利福平和吡嗪酰胺，以后 4 个月每天用异烟肼、利福平和乙胺丁醇；开始 2 个月每天用链霉素、异烟肼、利福平和吡嗪酰胺，以后 6 个月每周 3 次口服异烟肼、利福平和乙胺丁醇；开始 2 个月每天给予链霉素、异烟肼和利福平，以后 2 个月每周 2 次给予链霉素、异烟肼和利福平，以后 5 个月再每周2 次给予链霉素、异烟肼，以后 2 个月每天给予链霉素、异烟肼、利福平和吡嗪酰胺，以后 4～6 个月用氨硫脲和异烟肼。

(3)抗结核药物用药原则：①早期用药。早期结核病灶中结核分枝杆菌代谢旺盛，局部血供丰富，药物易杀灭细菌。②联合用药。除预防性用药外，最好联合用药，其目的是取得各种药物的协同作用，并降低耐药性。③不宜同时给予作用机制相同的药物。④选择对细胞内和细胞外均起作用的药物，如异烟肼、利福平、乙胺丁醇。⑤使用不受结核分枝杆菌所处环境影响的药物，如链霉素在碱性环境中起作用，在酸性环境中不起作用；吡嗪酰胺则在酸性环境中起作用。⑥应考虑抗结核药物对同一脏器的不良影响，如利福平、异烟肼、乙硫异烟胺等对肝功能均有影响，联合使用时应注意检测血清丙氨酸氨基转移酶。⑦规律用药。中断用药是治疗失败的主要原因，可使细菌不能被彻底消灭，反复发作，出现耐药。⑧适量用药。剂量过大会增加药物不良反应；剂量过小则达不到治疗效果。⑨全程用药。疗程的长短与复发率密切相关，坚持合理全程用药可降低复发率。⑩宜选用杀菌力强、安全性高的药物，如异烟肼、利福平的杀菌作用不受各种条件影响，疗效高；链霉素、吡嗪酰胺的杀菌作用受结核分枝杆菌所在环境影响，疗效较差。

3.免疫治疗

结核病病程中可引起 T 细胞介导的免疫应答，也可发生变态反应。结核病患者处于免疫紊乱状态，细胞免疫功能低下，而体液免疫功能增强，出现免疫功能严重失调，对抗结核药物的治疗反应迟钝，往往单纯抗结核药物治疗疗效不佳。辅助免疫调节剂可及时调整机体的细胞免疫功能，提高治愈率，减少复发率。常用的结核免疫调节剂有以下几种。

(1)卡提素：卡提素是卡介苗的菌体热酚乙醇提取物，含卡介苗多糖核酸等 10 种免疫活性成分，具有提高细胞免疫功能及巨噬核酸功能，使 T 细胞功能恢复，提高过氧化氢的释放及自然杀伤细胞的杀菌功能。常用卡提素 1 mg 肌内注射，每周 2 次。与异烟肼、链霉素、利福平合用作为短程化疗方案治疗早期活动性肺结核。

(2)母牛分枝杆菌菌苗：其作用机制一是提高巨噬细胞产生一氧化氮和过氧化氢的水平杀灭结核分枝杆菌，二是抑制变态反应。每 3～4 周深部肌内注射 1 次，1 次 0.1～0.5 mg，共用 6 次，并联合抗结核药物治疗初次治疗和难治性肺结核，可缩短初次治疗肺结核的疗程，提高难治性结核病的治疗效果。

(3)左旋咪唑：主要通过激活免疫活性细胞，促进淋巴细胞转化产生更多的活性物质，增强单核-吞噬细胞系统的吞噬能力，故对结核病患者治疗有利，但对正常机体影响并不显著。左旋咪唑作为免疫调节剂治疗某些难治性疾病已被临床日益重视。左旋咪唑一般联合抗结核药物辅助治疗初始肺结核。用法：150 mg/d，每周连服 3 天，同时每天抗结核治疗，疗程为 3 个月。

(4)γ 干扰素：可使巨噬细胞活化产生一氧化氮，从而抑制或杀灭分枝杆菌。常规抗结核药物无效的结核病患者在加用 γ 干扰素后可以缓解临床症状。1 次 25～50 $\mu g/m^2$，皮下注射，每周 2 次或 3 次。作为辅助药物治疗难治性播散性分枝杆菌感染的用量为 1 次 50～100 $\mu g/m^2$，每周至少 3 次。不良反应有发热、寒战、疲劳、头痛，但较少见。

4.耐药性结核病的治疗

耐药发生的结果必然是近期治疗失败或远期复发。一般结核分枝杆菌对链霉素、卡那霉素、紫霉素有单相交叉耐药性，即链霉素耐药的结核分枝杆菌对卡那霉素和紫霉素敏感，对卡那霉素耐药者对链霉素也耐药，但对紫霉素敏感；对紫霉素耐药者则对链霉素、卡那霉素均耐药。临床上应按链霉素、卡那霉素、紫霉素的顺序给药。

初次治疗患者原始耐药不常见，一般低于 2%，主要是对异烟肼和/或链霉素耐药，而对利福平、吡嗪酰胺或乙胺丁醇耐药者很少见。用药前最好做细菌培养和药物敏感试验，以便根据结果调整治疗方案，要保证至少对2 种药敏感。如果患者为原发耐药，必须延长治疗时间，才能达到治疗目的。怀疑对异烟肼和/或链霉素有原发耐药时，强化阶段应选择异烟肼、利福平、吡嗪酰胺和乙胺丁醇，巩固阶段则用利福平和乙胺丁醇治疗。继发耐药是最大也是最难处理的耐药形式，一般是由于药物联合应用不当、药物剂量不足、用药不规律、中断治疗或过早停药等原因引起。怀疑有继发耐药时，选用化疗方案前一定要做细菌培养和药物敏感试验。如果对异烟肼、利福平、吡嗪酰胺和乙胺丁醇等多药耐药，强化阶段应选用 4～5 种对细菌敏感的药物，巩固阶段至少用 3 种药物，总疗程为 24 个月。为防止出现进一步耐药，必须执行短程化疗。

5.手术治疗

(1)手术适应证：①输卵管卵巢脓肿经药物治疗后症状减退，但肿块未消失，自觉症状反复发作者。②药物治疗无效，形成结核性脓肿者。③已形成较大的包裹性积液者。④子宫内膜广泛破坏，抗结核药物治疗无效者。⑤结核性腹膜炎合并腹水者，手术治疗联合药物治疗有利于腹膜结核的痊愈。

(2)手术方法:手术范围应根据年龄和病灶范围决定。由于患者多为生育年龄妇女,必须手术治疗时也应考虑保留患者的卵巢功能。如患者要求保留月经来潮,可根据子宫内膜结核病灶愈合的情况予以保留子宫。输卵管和卵巢已形成较大的包块且无法分离者,可行子宫附件切除术。盆腔结核导致的粘连极为广泛和致密,以致手术分离困难,若勉强进行手术操作,可造成不必要的损伤,手术者应及时停止手术,术后抗结核治疗3～6个月,必要时进行二次手术。

(3)手术前、后和手术时用药:一般患者在术前已进行了1个疗程的化疗。手术如行子宫双侧附件切除者,除有其他脏器结核尚需继续正规药物治疗外,一般术后只需再予以药物治疗1个月左右即可。如果术前诊断未明确,术中发现结核病变,清除病灶引流通畅,术中可给予4～5 g链霉素腹腔灌注,术后正规抗结核治疗。

6.预防生殖器结核

原发病灶以肺最常见,预防措施与肺结核相同。加强预防肺结核的宣传教育,增加营养,增强体质。加强儿童保健,相关组织规定:体重在2 200 g以上的新生儿出生24小时后即可接种卡介苗;体重不足2 200 g或出生后未接种卡介苗者,3个月内可补种;出生3个月后的婴儿需先做结核菌素试验,阴性者可给予接种;青春期少女结核菌素试验阴性者应行卡介苗接种。

生殖器结核患者的阴道分泌物和经血内可有结核分枝杆菌存在,应加强隔离,避免传染给接触者。

第二节 性 早 熟

青春期为第二性征开始发育和获得性生殖能力的时期。女性第二性征发育以乳房发育为先,继而出现阴毛、腋毛。月经初潮通常晚于第二性征发育,此时已具有生育能力。

性早熟是指第二性征出现的年龄比预计青春期发育年龄早2.5个标准差,女性性早熟表现为8岁以前出现任何一种第二性征的发育或月经来潮。女性发病率为男性的5倍。性早熟可以引起患儿的社交心理问题,应特别重视。

一、病因和发病机制

根据病因和发病机制,基本分为两大类:促性腺激素释放激素(GnRH)依赖性性早熟和非 GnRH 依赖性性早熟。

(一)GnRH 依赖性性早熟

一些病变或目前尚未明了的因素过早激活下丘脑-垂体-性腺轴，启动与正常青春期发育程序相同的第二性征的发育，又称为中枢性性早熟、真性性早熟或完全性性早熟。GnRH 依赖性性早熟可由器质性病变所致，也可以是全面检查未能发现任何相关病因。前者病变包括分泌 GnRH/黄体生成素(LH)的肿瘤、下丘脑异(错)构瘤、中隔-视神经发育不良、鞍上囊肿，脑炎、颅脑损伤、原发性甲状腺功能减低症、某些遗传代谢病，以及长期性甾体激素接触。后者又称特发性性早熟。

(二)非 GnRH 依赖性性早熟

为其他途径促使第二性征提前发育，并非下丘脑-垂体-性腺轴过早激活。非 GnRH 依赖性性早熟有两类:同性性早熟和异性性早熟。同性性早熟可由分泌雌激素的卵巢肿瘤和肾上腺皮质瘤、异位分泌 HCG 的肿瘤及长期接触外源性雌激素等所致。异性性早熟可由分泌雄激素的疾病和肿瘤等引起。

二、临床表现

临床表现包括女性性早熟的共性表现，以及不同病因出现的相应症状和体征。

(一)女性性早熟的临床表现

主要为过早的第二性征发育、体格生长异常或月经来潮。

1.第二性征的过早出现

8 岁以前出现第二性征发育，如乳房初发育、阴毛或腋毛出现，或月经来潮。临床上偶见第二性征单一过早发育，如单纯乳房发育、单纯阴毛过早发育，或孤立性月经提早初现，而无其他性早熟的表现。单纯乳房发育可早在患儿 3 岁或更早时发生，发育乳房多为 TannerⅢ期。单纯阴毛过早发育常由肾上腺雄激素通路过早启动引起，也可由 21-羟化酶缺乏，以及罕见的 11-羟化酶缺乏所致。

2.体格生长异常

发育年龄提前，初起因雌激素作用于长骨，患儿高于正常发育者。但由于长骨骨骺的提前融合，最终成年身高低于正常发育者。

(二)不同病因伴随的主要临床表现

1.GnRH 依赖性性早熟

占女性性早熟的 80%以上，包括特发性性早熟与中枢神经系统异常所致的性早熟。

(1)特发性性早熟:占80%～90%,无特殊症状。

(2)中枢神经系统异常:占7%左右,可由下丘脑、垂体肿瘤,脑积水等先天畸形,以及颅部手术、外伤及感染等引起。性早熟常是肿瘤早期仅有的表现,随之可有颅内压增高和肿瘤压迫视神经症状或癫痫发作等。

2.非GnRH依赖性性早熟

占女性性早熟的17%左右,包括同性性早熟与异性性早熟。

(1)同性性早熟:①卵巢肿瘤,约占11%,由分泌雌激素的卵巢肿瘤(良性或恶性)所致。检查可见80%的患者有盆腔肿块。②McCune-Albright综合征,又称多发性、弥漫性囊性骨病变,占5%。临床特点:易骨折、皮肤色素沉着、出现奶咖斑、卵巢囊肿、甲状腺功能亢进、肾上腺皮质功能亢进或软骨病。③肾上腺肿瘤,可分泌雌激素的肾上腺肿瘤,占1%。④分泌HCG的卵巢肿瘤,约占0.5%,其中最常见的有卵巢绒毛膜上皮性癌和无性细胞瘤,患者有盆腔肿块。⑤原发性甲状腺功能减退症,可出现甲状腺功能减退的相应表现。

(2)异性性早熟:分泌雄激素的肾上腺及卵巢肿瘤,可有多毛、无排卵、高胰岛素血症,或肾上腺肿块及盆腔肿块。先天性肾上腺皮质增生症(CAH)是女孩异性性早熟的多见原因,可出现不同程度男性化表现,表现为痤疮多毛,包括性毛和体毛增多,伴阴蒂肥大。

三、诊断

性早熟的诊断首先应了解是否有器质性病变(如神经系统、卵巢、肾上腺等部位的肿瘤)及非内分泌异常引起的阴道流血。

(一)病史

(1)注意性发育变化,特别是第二性征变化的时间顺序,生长是否加快,月经发生的时间。

(2)是否接触外源性性激素制剂如药物(避孕药)、化妆品、食物(添加催长剂的动植物)等。

(3)神经系统、视觉、行为的变化。

(4)智力学习情况。

(5)家族中的青春发育年龄史。

(二)体格检查

记录身高、体重及性发育 Tanner 分期,内、外生殖器发育情况及腹部、盆腔检查了解是否有占位性病变。全身检查应注意有无皮肤斑块,甲状腺功能减退的特有的体征或男性化体征,以及有无神经系统异常。

(三)辅助检查

1.激素检测

(1)血浆生殖激素测定。测定卵泡刺激素(FSH)、LH、雌二醇(E_2)、HCG,必要时测定硫酸脱氢表雄酮、睾酮、孕酮。血 LH、FSH 基础值增高提示中枢性性早熟,女孩 LH/FSH>1 更有意义。

(2)TSH、T_3、T_4 测定有助于甲状腺功能的判断。

(3)疑及先天性肾上腺皮质增生或肿瘤时,应查血皮质醇、11-脱氧皮质醇、17α-羟孕酮、24 小时尿 17-酮类固醇等。

(4)GnRH 激发试验。正常 LH 峰值出现在 15～30 分钟,激发后 LH 峰值>15 U/L,或者较基础值增加 3 倍以上提示为特发性性早熟,LH/FSH>0.66 更有意义。

2.影像学检查

(1)腕部摄片了解骨龄,超过实际年龄 1 岁以上视为提前。

(2)CT、MRI 和 B 超检查,了解有无颅内肿瘤,腹部及盆腔超声了解卵巢及肾上腺有无肿瘤。

3.阴道上皮细胞检查

阴道上皮细胞检查能较好地反映卵巢分泌 E_2 水平。在性早熟治疗过程中,该检查对疗效监测作用较检测 E_2 敏感。

四、鉴别诊断

首先分辨类型(依赖性或非依赖性),然后寻找病因(器质性;非器质性)。GnRH 依赖性性早熟,特别是特发性者,可出现一系列第二性征、性激素升高、GnRH 激发试验反应强烈;非 GnRH 依赖性性早熟常为性腺、肾上腺疾病和外源性性激素所致,无排卵;单纯乳房、阴毛发育者常无其他性征(表 3-1)。

表 3-1　性早熟疾病的辅助检查结果

分类	性腺大小	基础 FSH/LH	E_2	DHAS	睾酮	GnRH 反应
特发性	增大	升高	升高	升高	升高	增高
中枢性	增大	升高	升高	升高	升高	增强
性腺性	增大	不高	升高	不高	可高	无反应
Albright	增大	不高	升高	可高	可高	无反应
肾上腺性	小	不高	升高	升高	可高	无反应

五、治疗

性早熟的治疗原则：①去除病因。②抑制性发育至正常青春期年龄。③延缓及遏制性早熟体征。④促进生长，改善最终成人身高。⑤正确心理引导及性教育。

(一)病因治疗

首先应查明病因，进行相应治疗。肿瘤可采用手术治疗、化疗或放疗；脑积水进行引流减压。先天性肾上腺疾病和甲状腺功能减退者可进行激素替代治疗。外源性激素使用者，应停止服用相应药物或食品。

(二)药物治疗

1.GnRH 类似物(GnRHa)

治疗中枢性性早熟(特别是特发性者)的首选药物。治疗目的是停止或减慢第二性征发育，延缓骨成熟的加速，改善最终身高。目前多采用 GnRH 类似物的缓释型制剂。起始剂量 50～80 μg/kg，维持量为 60～80 μg/kg。每 4 周 1 次。治疗至少两年，一般建议用至 12 岁时停药。

2.甲状腺素替代治疗

可治疗甲状腺功能减退引起的性早熟。

3.肾上腺皮质激素替代治疗

CAH 者需要终身使用。

(三)外科矫形

外生殖器男性化者应酌情作矫形手术，即缩小增大的阴蒂，扩大融合的会阴。早手术对患者造成的心理创伤较少。

第三节　功能失调性子宫出血

正常月经是下丘脑-垂体-卵巢轴生理调节控制下的周期性子宫内膜剥脱性出血。正常月经的周期、持续时间、月经量呈现明显的规律性和自限性。当机体受到内部和外部各种因素诸如精神过度紧张、情绪变化、环境气候改变、营养不良、贫血、代谢紊乱、甲状腺、肾上腺功能异常等影响时，均可通过中枢神经系统引起下丘脑-垂体-卵巢轴功能调节异常，导致月经失调。

功能失调性子宫出血(DUB)简称功血，是由下丘脑-垂体-卵巢轴功能失调引起的异常子宫出血。按发病机制可分无排卵性和排卵性功血两大类，前者占70%～80%，多见于青春期和绝经过渡期妇女；后者占20%～30%，多见于育龄妇女。

一、无排卵性功血

卵巢不排卵可导致孕激素缺乏，子宫内膜仅受雌激素的作用，可呈现不同程度的增殖改变。继后，可因雌激素量的不足，子宫内膜发生突破性出血；抑或因雌激素持续作用的撤退，子宫内膜发生出血自限机制异常，出现月经量增多或经期延长。常见于卵巢功能初现期和衰退期。

(一)病因和病理生理

无排卵性功血主要包括青春期功血和绝经过渡期功血，育龄期少见。各期无排卵性功血发病机制不同。

1.青春期功血

青春期女性初潮后需要1.5～6.0年时间(平均4.2年)建立稳定的月经周期性调控机制。由于该时期下丘脑-垂体-卵巢轴尚未成熟，FSH呈持续低水平，虽有卵泡生长，但不能发育为成熟卵泡，合成、分泌的雌激素量未能达到促使LH高峰(排卵必需)释放的阈值，故无排卵。此外，青春期少女正处于生理与心理的急剧变化期，情绪多变，感情脆弱，发育不健全的下丘脑-垂体-卵巢轴更易受到内、外环境的多因素影响，导致排卵障碍。

2.绝经过渡期功血

该时期女性卵巢功能逐渐衰退，卵泡逐渐耗尽，剩余卵泡对垂体促性腺激素反应性降低，卵泡未能发育成熟，雌激素分泌量波动不能形成排卵前高峰，故不排卵。

3.生育期无排卵功血

生育期妇女既可因内、外环境刺激,如劳累、应激、流产、手术和疾病等引起短暂的无排卵,也可因肥胖、多囊卵巢综合征、高催乳素血症等引起持续无排卵。

各种原因引起的无排卵均可导致子宫内膜受单纯雌激素影响,达到或超过雌激素的内膜出血阈值,而无孕激素对抗,从而发生雌激素突破性出血。雌激素突破性出血分为阈值雌激素水平和高雌激素水平突破性出血两种类型。突破性出血与雌激素浓度之间存在半定量关系。雌激素水平过低可无子宫出血;雌激素达到阈值水平可发生间断性少量出血,内膜修复慢,出血时间延长,临床上表现为出血淋漓不尽;雌激素超过阈值水平并维持较长时期,可引起一定时间的闭经,因无孕激素参与,内膜增厚但不牢固,易发生急性突破性出血,血量汹涌,犹如"血崩"。无排卵性功血也可因雌激素持续作用撤退出血引起,子宫内膜在单纯雌激素的刺激下持续增生,此时可因一批卵泡闭锁导致雌激素水平下降,内膜失去支持而剥脱出血。

无排卵性功血的子宫出血尚与子宫内膜出血的自限性机制缺陷有关:①子宫内膜组织脆性增加。因子宫内膜受单纯雌激素影响,腺体持续增生,间质因缺乏孕激素作用而反应不足,导致子宫内膜组织脆弱,易自发溃破出血。②子宫内膜脱落不全。正常月经前子宫内膜各部剥脱同步、完全、快速,无排卵性功血子宫内膜由于雌激素的波动,脱落不规则和不完整,缺乏足够的功能层组织丢失而难以有效刺激内膜的再生和修复。③血管结构与功能异常。不规则的组织破损和多处血管断裂,以及小动脉螺旋化缺乏,收缩乏力,造成流血时间延长、流血量增多。④凝血与纤溶异常。多次子宫内膜组织的破损不断活化纤溶酶,导致局部纤维蛋白裂解增强,纤溶亢进,凝血功能异常。⑤血管舒缩因子异常。增殖期子宫内膜前列腺素 E_2 含量高于前列腺素 $F_2\alpha$,而在无排卵性功血中,前列腺素 E_2 含量更高,血管易于扩张,出血增加。另外,前列环素具有促血管扩张和抑制血小板凝集作用,在无排卵性功血患者,子宫肌层合成前列环素明显增加。

(二)子宫内膜病理改变

无排卵性功血患者子宫内膜由于受雌激素持续影响而无孕激素拮抗,发生不同程度的增生性改变,少数亦可呈萎缩性改变。

1.子宫内膜增生症

根据世界卫生组织(WHO)制定的标准分型如下所述。

(1)单纯性增生:以前称腺囊型增生过长。组织学特点是内膜腺体和间质细胞增生程度超过正常周期的增殖晚期，常呈局部腺体密集、大小轮廓不规则、腺腔囊性扩大，犹如瑞士干酪样外观，故又称瑞士干酪样增生。腺上皮细胞为高柱状，呈假复层排列；间质细胞质少，排列疏松；螺旋动脉发育差、直竖。表面毛细血管和小静脉增多，常呈充血扩张。

(2)复杂性增生：以前称腺瘤型增生过长。内膜常增生，呈息肉状。腺体增生拥挤，结构复杂。子宫内膜腺体高度增生，呈出芽状生长，形成子腺体或突向腺腔，腺体数目明显增多，腺体背靠背，致使间质明显减少。腺上皮呈复层或假复层排列，细胞核大深染，位于中央，有核分裂象，胞质界限明显但无不典型性改变。

(3)不典型性增生：腺上皮出现异型性改变，表现为腺上皮细胞增生，层次增多，排列紊乱，细胞核大深染有异型性。

不论为单纯性或复杂性增生，只要腺上皮细胞出现不典型增生改变，都应归于不典型增生。此类改变已不属于功血的范畴，属癌前期病变，10%～15%可转化为子宫内膜癌。

各型增生之间的关系：单纯性增生通常是单独存在，但有时也与复杂性增生或不典型增生同时存在。如果组织结构为单纯性增生，而细胞学上具有不典型改变，则为单纯性不典型增生。如果组织结构为复杂性增生，而细胞学上具有不典型改变，则为复杂性不典型增生。内膜不典型增生分为轻、中、重 3 度。

内膜不典型增生与无不典型增生的单纯性与复杂性增生有以下几点区别。①形态学上的不同：组织结构与细胞异型性有一定关系，往往是结构越复杂，细胞有不典型细胞的可能性越大。在不典型区域，腺上皮细胞排列紊乱，极性消失，细胞多形性，有的见多核细胞，筛状结构和“迷宫”样结构尤为明显。②组织计量学上的比较：不典型增生及无不典型增生的细胞体积，胞核的大小(包括面积、周长、短径和长径等)，以及细胞形态等形态学测量提示，它们之间的区别主要在核的变化，不典型增生特别是重度不典型增生与分化好的腺癌无明显差异。③细胞 DNA 合成间期与细胞倍增时间：不典型增生与腺癌相似，而无不典型增生与正常增殖相似。④对黄体酮的反应：细胞无不典型增生者比细胞有不典型增生者对黄体酮的反应更明显。

2.增殖期子宫内膜

子宫内膜的形态表现与正常月经周期中的增殖期内膜无区别，只是在月经周期后半期甚至月经期，仍表现为增殖期形态。

3.萎缩性子宫内膜

子宫内膜萎缩菲薄,腺体少而小,腺管狭而直,腺上皮为单层立方形或低柱状细胞,间质少而致密,胶原纤维相对增多。

(三)临床表现

无排卵性功血失去正常周期性和出血自限性,临床上最主要的症状是子宫不规则出血:出血间隔长短不一,短者几日,长者数月,常误诊为闭经;出血量多少不一,出血量少者仅为点滴出血,多者大量出血,不能自止,可能导致贫血甚至休克。出血期间一般无腹痛或其他不适。

(四)诊断

主要依据病史、体格检查及辅助检查做出诊断。

1.病史

详细了解异常子宫出血的表现(经期长短、经量多少、经血的性质)、发病时间、病程经过、目前出血情况、发病前有无停经史、以往治疗经过。应询问患者的年龄、月经史、婚育史、避孕措施、激素类药物使用史及全身与生殖系统有无相关疾病如肝病、血液病、高血压及代谢性疾病如甲状腺功能亢进或减退、肾上腺或垂体疾病等。

2.体格检查

体格检查包括全身检查和妇科检查,以排除全身性及生殖系统器质性病变。

3.辅助检查

在排除器质性病变后,主要了解凝血功能、有无贫血、卵巢是否排卵和了解子宫内膜情况等。

(1)凝血功能测试:血小板计数,出、凝血时间,凝血酶原时间,活化部分凝血酶原时间等。

(2)血红蛋白、血红细胞计数及血细胞比容:了解患者贫血情况。

(3)妊娠试验:有性生活史者应行妊娠试验,以排除妊娠及妊娠相关疾病。

(4)超声检查:可了解子宫大小、形状,宫腔内有无赘生物,子宫内膜厚度等。

(5)诊刮:目的包括止血和取材做病理学检查。年龄>40 岁的生育期和绝经过渡期妇女、异常子宫出血病程超过半年者、子宫内膜厚度>12 mm 者,或药物治疗无效、具有子宫内膜癌高危因素患者,应采用诊刮,以了解子宫内膜有无其他病变。对未婚患者,若激素治疗无效或疑有器质性病变,也应经患者和其家属知情同意后考虑诊刮。不规则流血或大量出血者应及时刮宫,拟确定排卵或了解子宫内膜增生程度，宜在经前期或月经来潮后6小时内刮宫。刮宫要全面、特别注意两侧宫角部；注意宫腔大小、形态、宫壁是否光滑、刮出物性质和量。刮出物应全部送病理学检查。

(6)宫腔镜检查：在宫腔镜直视下选择病变区进行活检，较盲取内膜的诊断价值高，尤其可排除早期子宫内膜病变如子宫内膜息肉、子宫黏膜下肌瘤、子宫内膜癌等。

(7)基础体温测定(BBT)：基础体温呈单相型，提示无排卵。

(8)激素测定：酌情检查FSH、LH、E_2、P及催乳素(PRL)。为确定有无排卵，可于经前1周测定血清黄体酮。

(9)阴道脱落细胞涂片检查：一般表现为中、低度雌激素影响。

(10)宫颈黏液结晶检查：经前检查出现羊齿植物叶状结晶提示无排卵。

(11)宫颈细胞学检查：巴氏分类法或TBS报告系统，用于排除宫颈癌及其癌前病变。

(五)鉴别诊断

诊断功血，必须排除以下病理原因的子宫出血。

(1)异常妊娠或妊娠并发症：如流产、异位妊娠、葡萄胎、子宫复旧不良，胎盘残留、胎盘息肉或滋养细胞病变等。常可通过仔细询问病史及血或尿HCG测定，B超检查等协助鉴别。

(2)生殖器官肿瘤：如子宫内膜癌、宫颈癌、滋养细胞肿瘤、子宫肌瘤、卵巢肿瘤等。一般通过盆腔检查、B超、诊刮及相关特殊检查等鉴别。

(3)生殖器官感染：如急性阴道炎或急、慢性子宫内膜炎、子宫肌炎等。妇科检查可有宫体压痛等。

(4)生殖道损伤：如阴道裂伤出血。

(5)性激素类药物使用不当、宫内节育器或异物引起的子宫不规则出血。

(6)全身性疾病：如血液病、肝肾衰竭、甲状腺功能亢进或减退等。可以通过查血常规、肝功能，以及根据甲状腺病变的临床表现和甲状腺激素的测定来作出鉴别诊断。

(六)治疗

1.一般治疗

贫血者应补充铁剂、维生素C和蛋白质，严重贫血者需输血。流血时间长者给予抗生素预防感染。出血期间应加强营养，避免过度劳累和剧烈运动，保证充分休息。

2.青春期及生育期无排卵性功血的治疗

以止血、调整周期为治疗原则，有生育要求者需促排卵治疗。

(1)止血：首先采用大剂量雌激素或雌、孕激素联合用药。根据出血量采用合适的制剂和使用方法。①大量出血：要求 6～8 小时内见效，24～48 小时内出血基本停止，若 96 小时以上仍不止血，应考虑有器质性病变存在的可能。大剂量雌激素可迅速促使子宫内膜生长，短期内修复创面而止血，也称“子宫内膜修复法”，适用于出血时间长、量多、血红蛋白＜80 g/L 的患者。主要药物为苯甲酸雌二醇、结合雌激素及戊酸雌二醇。具体用法如下。a.苯甲酸雌二醇：初始剂量3～4 mg/d，分 2～3 次肌内注射，若出血明显减少，则维持；若出血量未见减少，则加量，也可从6～8 mg/d 开始，每天最大量一般不超过 12 mg。出血停止 3 天后开始减量，通常以每 3 天递减 1/3 量为宜。b.结合雌激素：25 mg，静脉注射，可 4～6 小时重复1 次，一般用药 2～3 次；次日应给予结合雌激素(倍美力)3.75～7.5 mg/d，口服，并按每 3 天递减 1/3 量为宜。也可在 24～48 小时内开始用口服避孕药。c.口服结合雌激素(倍美力)每次 1.25 mg 或戊酸雌二醇(补佳乐)每次2 mg，每 4～6 小时 1 次，血止 3 天后按每 3 天递减 1/3 量为宜。大剂量雌激素止血对存在血液高凝状态或有血栓性疾病史的患者应禁用。血红蛋白增加至 90 g/L 以上后均必须加用孕激素，有利于停药后子宫内膜的完全脱落。若激素治疗无效或疑有器质性病变，应经患者和其家属知情同意后考虑诊刮。②少量出血：使用最低有效量激素，减少药物不良反应。采用孕激素占优势的口服避孕药，如去氧孕烯炔雌醇片(妈富隆)、复方孕二烯酮片(敏定偶)或复方醋酸环丙孕酮(达英-35)。用法为每次 1～2 片，1 天 2～3 次，血止 3 天后逐渐减量至 1 天 1 片，维持至出血停止后 21 天周期结束。

(2)调整月经周期：血止后，需恢复正常的内分泌功能，以建立正常月经周期。①孕激素后半周期疗法：适用于有内源性雌激素的青春期或生育期功血患者。于月经周期后半期(撤药性出血的第 16～25 天)口服地屈孕酮片 10 mg/d，每天 2 次，共 10 天，或微粒化孕酮 200～300 mg/d，5～7 天，或醋酸甲羟孕酮 10 mg/d，连用 10 天，或肌内注射黄体酮 20 mg/d，共 5 天。②雌、孕激素序贯法(即人工周期)：模拟月经周期中卵巢分泌的雌、孕激素变化，将雌、孕激素序贯应用，使子宫内膜发生相应变化。适用于青春期功血或生育期功血内源性雌激素较低者。补佳乐 1 mg 或倍美力 0.625 mg，于月经期第 5 天口服，每晚 1 次，连服 21 天，至服药第 11～16 天，每天加用醋酸甲羟孕酮片 10 mg 口服，或地屈孕酮

10 mg,每天 2 次口服。停药后 3～7 天月经来潮,此为 1 周期。连用 2～3 个周期后,部分患者能自发排卵。若正常月经仍未建立,应重复上述序贯疗法。③口服避孕药:此法开始即用孕激素以限制雌激素的促内膜生长作用,使撤药性出血逐步减少,其中雌激素可预防治疗过程中孕激素的突破性出血。口服避孕药可很好地控制周期,尤其适用于有避孕需求的生育期功血患者。应注意口服避孕药潜在风险,不宜用于有血栓性疾病、心脑血管疾病高危因素及 40 岁以上吸烟的女性。

3.绝经过渡期功血

以止血、调整周期、减少经量,防止子宫内膜病变为治疗原则。常采用性激素药物止血和调整月经周期。

年龄＞40 岁的妇女、具有子宫内膜癌高危因素或子宫内膜厚度＞12 mm 者,应首先采用诊刮,以排除子宫内膜其他病变。

(1)止血:主要采用孕激素,也称“内膜萎缩法”。合成孕激素止血的机制是使雌激素作用下持续增生的子宫内膜转化为分泌期,并有对抗雌激素作用,使内膜萎缩,从而达到止血目的。

急性出血:可选用炔诺酮(妇康片)5 mg 口服,每 6 小时 1 次,一般用药 4 次后出血量明显减少或停止,改为 8 小时 1 次,血止 3 天后按每 3 天减量 1/3,直至维持量每天 5 mg。

生命体征稳定,血红蛋白＞80 g/L 的患者也可采用孕激素内膜脱落法或药物刮宫:孕激素停药后,子宫内膜脱落较完全,从而达到止血效果。药物及用法如下:①黄体酮 20～40 mg,肌内注射,每天1 次,共 5 天。②口服地屈孕酮片(达芙通)每次 10 mg,1 天 2 次,共 10 天。③口服微粒化孕酮(琪宁),每天 200～300 mg,5～7 天。④口服醋酸甲羟孕酮片 8～10 mg/d,共 10 天。

此外还可加用雄激素。雄激素有拮抗雌激素、增强子宫平滑肌及子宫血管张力的作用,减轻盆腔充血而减少出血量,但无止血作用,大出血时单独应用效果不佳。

(2)调整月经周期、减少经量:多应用口服妇康片周期治疗,4.375～5.000 mg/d,于月经期第 5 天口服,共 20 天。也可于月经第16～25 天采用孕激素后半周期疗法,具体方法同上。

对于药物治疗效果不佳或不宜用药、无生育要求的患者,尤其是不易随访的年龄较大者及内膜病理为癌前病变或癌变者,应考虑手术治疗。手术治疗:①子宫内膜去除术,适用于激素等药物治疗无效或复发者。②子宫全切除术。

4.辅助治疗

抗纤溶药物和促凝药物,抗纤溶药物氨甲环酸(妥塞敏)静脉注射或静脉滴注:每次0.25～0.50 g,1天0.75～2.00 g;口服,每次500 mg,3次/d;还可以用巴曲酶、酚磺乙胺、维生素K等。有减少出血量的辅助作用,但不能赖以止血。

二、排卵性功血

排卵性功血较无排卵性功血少见,多发生于生育期妇女。患者虽有排卵,但黄体功能异常。常见有两种类型。

(一)黄体功能不足(LPD)

月经周期中有卵泡发育及排卵,但黄体期孕激素分泌不足或黄体过早衰退,导致子宫内膜分泌反应不良。

1.发病机制

足够水平的FSH和LH、LH/FSH比值及卵巢对LH良好的反应是黄体健全发育的必要前提。黄体功能不足有多种因素。

(1)卵泡发育不良:卵泡颗粒细胞数目和功能分化缺陷,特别是颗粒细胞膜上LH受体缺陷,引起排卵后颗粒细胞黄素化不良及分泌孕酮量不足。神经内分泌调节功能紊乱可导致卵泡期FSH缺乏,卵泡发育缓慢,雌激素分泌减少,从而对下丘脑及垂体正反馈不足。

(2)LH排卵高峰分泌不足:卵泡成熟时LH排卵峰分泌量不足,促进黄体形成的功能减弱,是黄体功能不足的常见原因。循环中雄激素水平偏高和垂体泌乳激素升高等因素都可抑制LH排卵峰。

(3)LH排卵峰后低脉冲缺陷:LH排卵峰后的垂体LH低脉冲分泌是维持卵泡膜黄体细胞功能的重要机制,若此分泌机制缺陷将导致黄体功能不足。

2.病理

子宫内膜形态表现为分泌期腺体呈分泌不良,间质水肿不明显或腺体与间质发育不同步,或在内膜各个部位显示分泌反应不均,如在血管周围的内膜,孕激素水平稍高,分泌反应接近正常,远离血管的区域则分泌反应不良。内膜活检显示分泌反应较实际周期日至少落后2天。

3.临床表现

一般表现为月经周期缩短,因此月经频发。有时月经周期虽在正常范围内,但卵泡期延长、黄体期缩短(＜11天)。在育龄妇女常可表现为不易受孕或在孕早期流产。

4.诊断

根据月经周期缩短、不孕或早孕时流产，妇科检查无引起功血的生殖器官器质性病变；基础体温双相型，但排卵后体温上升缓慢，上升幅度偏低，高温期短于11天。经前子宫内膜活检显示分泌反应至少落后2天，可做出诊断。

5.治疗

(1)促进卵泡发育：针对其发生原因，调整性腺轴功能，促使卵泡发育和排卵，以利于正常黄体的形成。

促卵泡发育治疗：首选药物为氯米芬，适用于黄体功能不足卵泡期过长者。氯米芬可通过与内源性雌激素受体竞争性结合而促使垂体释放FSH和LH，达到促进卵泡发育的目的。可于月经第2～5天开始每天口服氯米芬50 mg，共5天。应用3个周期后停药并观察其恢复情况。疗效不佳，尤其不孕者，考虑每天口服氯米芬量增加至100～150 mg或采用HMG-HCG疗法，以促进卵泡发育和诱发排卵，促使正常黄体形成。

(2)促进月经中期LH峰形成：在监测到卵泡成熟时，使用绒促性素5 000～10 000 U肌内注射，以加强月经中期LH排卵峰，达到促进黄体形成和提高其分泌孕酮的功能。

(3)黄体功能刺激疗法：于基础体温上升后开始，肌内注射HCG 1 000～2 000 U每周2次或隔天1次，共2周，可使血浆孕酮明显上升。

(4)黄体功能替代疗法：一般选用天然黄体酮制剂。自排卵后或预期下次月经前12～14天开始，每天肌内注射黄体酮10～20 mg，共10～14天；也可口服天然微粒化孕酮，以补充黄体分泌孕酮的不足。

(5)黄体功能不足合并高催乳素血症的治疗：使用溴隐亭每天2.5～5.0 mg，可使PRL水平下降，并促进垂体分泌促性腺激素及增加卵巢雌、孕激素分泌，从而改善黄体功能。

(二)子宫内膜不规则脱落

月经周期中有卵泡发育及排卵，黄体发育良好，但萎缩过程延长，导致子宫内膜不规则脱落。

1.发病机制

由于下丘脑-垂体-卵巢轴调节功能紊乱或溶黄体机制异常引起黄体萎缩不全，内膜持续受孕激素影响，以致不能如期完全脱落。

2.病理

正常月经第3～4天时，分泌期子宫内膜已全部脱落，代之以再生的增殖期内膜。但在黄体萎缩不全时,月经期第5～6天仍能见到呈分泌反应的子宫内膜。由于患者经期较长,使内膜失水,间质变致密,腺体皱缩,腺腔呈梅花状或星状,腺细胞透亮、核固缩,间质细胞大,间质中螺旋血管退化。此时刮宫,子宫内膜常表现为混合型子宫内膜,即残留的分泌期内膜与出血坏死组织及新增殖的内膜混合共存。有些区域内膜尚有出血,另一些区域已有新的增殖期内膜出现。

3.临床表现

表现为月经周期正常,但经期延长,长达9～10天,且出血量多,甚至淋漓数天方止。

4.诊断

临床表现为月经周期正常,经期延长,经量增多,基础体温呈双相型,但下降缓慢。在月经第5～6天行诊刮,病理检查仍能见到呈分泌反应的内膜,且与出血期及增殖期内膜并存。

5.治疗

(1)孕激素:通过下丘脑-垂体-卵巢轴的负反馈功能,使黄体及时萎缩,内膜按时完整脱落。方法:自排卵后第1～2天或下次月经前10～14天开始,每天口服甲羟孕酮10 mg,连服10天。有生育要求者可肌内注射黄体酮注射液或口服天然微粒化孕酮。无生育要求者也可口服避孕药,月经第5天开始,每天1片,连续21天为1周期。

(2)绒促性素:用法同黄体功能不足,HCG有促进黄体功能的作用。

第四节　高催乳素血症

任何原因导致血清PRL水平异常升高,超过其检测实验室标准上限数值者(一般>1.14 nmol/L,或25 μg/L)应视为高催乳素血症。

一、病因

导致高催乳素血症的原因主要有以下病变和药物。

(一)分泌PRL的垂体肿瘤

分泌PRL的垂体肿瘤是高催乳素血症最常见的原因。此类垂体肿瘤主要为催乳素瘤。按催乳素瘤直径大小分微腺瘤(<1 cm)和大腺瘤(≥1 cm)。多数

催乳素瘤患者血清 PRL 水平可达100 μg/L,并伴有溢乳。随着催乳素瘤增大,其可压迫垂体柄,从而阻断下丘脑多巴胺的抑制作用。

(二)影响下丘脑激素神经递质生成、输送的病变

下丘脑分泌的催乳素抑制因子(PIF)途经垂体柄至垂体,可抑制垂体 PRL 的分泌,PIF 主要是多巴胺。空蝶鞍综合征、颅咽管瘤、神经胶质瘤、脑膜炎症、颅脑外伤、脑部放疗等影响 PIF 的分泌和传递,均可引起 PRL 的升高。下丘脑功能失调也可使 PRL 升高,如假孕。

(三)内分泌疾病

原发性甲状腺功能减退、多囊卵巢综合征都可引起 PRL 的升高。原发性甲状腺功能减退时,由于血清甲状腺素水平低下,引起 TRH 分泌增加,TRH 可刺激垂体前叶的分泌促甲状腺素细胞和分泌 PRL 细胞,从而引起促甲状腺素和 PRL 增高。多囊卵巢综合征则通过雌激素的刺激,提高分泌 PRL 细胞的敏感性,引起 PRL 分泌增加。

(四)胸部疾病

如胸壁的外伤、手术、烧伤、带状疱疹等也可能通过反射引起 PRL 升高。

(五)其他

肾上腺瘤、异位性癌肿(如支气管癌、肾癌)也可能有 PRL 升高。肾功能不全、肝硬化影响到全身内分泌稳定时也会使 PRL 升高。手术切除卵巢及子宫后,PRL 也可异常增高。

(六)特发性高催乳素血症

PRL 多为 60～100 μg/L,无明确原因。诊断前需排除垂体微腺瘤。脑部 CT 检查发现许多此类疾病患者数年后常发展为垂体微腺瘤。

(七)药物影响

长期服用多巴胺受体阻断剂、儿茶酚胺耗竭类、鸦片类和抗胃酸类药物,以及避孕药等可使垂体分泌 PRL 增多。

二、临床表现

(一)溢乳

＞50％的高催乳素血症患者伴有溢乳。在非妊娠和非哺乳期出现溢乳或挤出乳汁,或断奶数月仍有乳汁分泌,通常是乳白、微黄色或透明液体,非血性。部

分患者 PRL 水平较高但无溢乳表现，可能与其分子结构有关。

(二)闭经或月经紊乱

高水平的 PRL 可影响垂体前叶促性腺激素的分泌，导致黄体期缩短或无排卵性月经失调；约 20%的患者伴有月经稀发甚至闭经。后者与溢乳表现合称为闭经-溢乳综合征。

(三)不孕或流产

卵巢排卵障碍或黄体功能不足可导致不孕或流产。

(四)头痛、眼花及视觉障碍

微腺瘤一般无明显症状；大腺瘤可压迫蝶鞍隔出现头痛、头胀等；当腺瘤向前侵犯或压迫视交叉或影响脑脊液回流时，也可出现头痛、呕吐和眼花，甚至视野缺损和动眼神经麻痹。

(五)性功能改变

部分患者因卵巢功能障碍，表现低雌激素状态，阴道壁变薄或萎缩，分泌物减少，性欲减低。

三、辅助检查

(一)血清学检查

血清 PRL 水平持续异常升高，＞1.14 nmol/L(25 μg/L)。多囊卵巢综合征合并高催乳素血症患者 LH 和雄激素可升高。

(二)影像学检查

当血清 PRL 水平高于 4.55 nmol/L(100 μg/L)时，应注意是否存在垂体腺瘤，CT 和 MRI 可明确下丘脑、垂体及蝶鞍情况，是有效的诊断方法。其中 MRI 对软组织的显影较 CT 清晰，因此对诊断空蝶鞍症最为有效，也可使视神经、海绵窦及颈动脉清楚显影。

(三)眼底、视野检查

垂体肿瘤增大可侵犯和/或压迫视交叉，引起视盘水肿；也可因肿瘤损伤视交叉不同部位而有不同类型视野缺损，因而眼底、视野检查有助于确定垂体腺瘤的部位和大小。

四、诊断

根据血清学检查 PRL 持续异常升高，同时出现溢乳、闭经及月经紊乱、不育、头痛、眼花、视觉障碍及性功能改变等临床表现，可诊断为高催乳素血症。诊断时应注意某些生理状态如妊娠、哺乳、夜间睡眠、长期刺激乳头乳房、性交、过饱或饥饿、运动和精神应激等都会导致PRL轻度升高。因此，临床测定PRL时应避免生理性影响，在9～12时取血测定较为合理。诊断高催乳素血症后，根据病情做必要的辅助检查，以进一步明确发病原因及病变程度，便于治疗。在包括MRI或CT等各种检查后未能明确PRL异常增高原因的患者可诊断为特发性高催乳素血症，但应注意对其长期随访，小部分患者甚至10～20年后出现垂体瘤。

五、治疗

根据病因而定。

（一）随访

对特发性高催乳素血症、PRL轻微升高、月经规律、卵巢功能未受影响、无溢乳且未影响正常生活时，可不必治疗，应定期复查，观察临床表现和PRL的变化。

（二）药物治疗

1.溴隐亭

为非特异性多巴胺受体激动剂，可兴奋多巴胺D1和D2受体，抑制催乳素的合成分泌，是治疗高催乳素血症最常用的药物。一般每天2.5～5 mg可降低PRL水平、抑制溢乳、恢复排卵，但少数患者需每天12.5 mg才见效。对无垂体肿瘤的高催乳素血症者不必长期用药，一般1年后停药，观察PRL情况，再做处理。对于催乳素腺瘤患者，应长期用药，可使部分腺瘤萎缩、退化或停止生长。

对有生育要求的患者应待PRL正常稳定一段时间后再妊娠为宜。尽管目前认为溴隐亭对妊娠是安全的，但仍主张一旦妊娠，应考虑停药。虽然，妊娠期催乳素腺瘤增大情况少见，但仍应加强监测，定期复查视野(妊娠20、28、38周)。若有异常，应及时行MRI检查。溴隐亭不良反应主要有恶心、呕吐、眩晕、疲劳和直立性低血压等，用药数天后可自行消失，故治疗应从小剂量开始，逐渐增量至有效维持量，可在晚餐后或睡觉前服。新型溴隐亭长效注射剂克服了因口服造成的胃肠道功能紊乱，每次50～100 mg，每28天/次，是治疗大催乳素腺瘤安全有效的方法，可长期控制肿瘤的生长并使瘤体缩小，不良反应较少，用药方便。

2.诺果宁

若溴隐亭不良反应无法耐受或无效时可改用诺果宁。本药是选择性多巴胺

D_2 受体激动剂,不良反应更少。

3.维生素 B_6

作为辅酶在下丘脑中多巴向多巴胺转化时加强脱羟及氨基转移作用,与多巴胺受体激动剂起协同作用。临床用量可达 60～100 mg,每天 2～3 次。

(三)手术治疗

垂体腺瘤如无视神经压迫症状不必手术。但垂体肿瘤产生明显压迫及神经系统症状或药物治疗无效时,应考虑手术治疗。经蝶窦手术是最为常用的方法,开颅手术少用。术前可用溴隐亭使肿瘤减小,减少术中出血。手术后应观察 PRL 水平和垂体的其他功能状况。

(四)放疗

放疗适用于药物治疗无效或不能坚持和耐受、不愿手术或因其他禁忌证不能手术,以及手术后患者的辅助治疗,一般不单独使用。近年兴起的 γ 刀技术也被应用于垂体肿瘤的治疗。放疗会影响瘤体周围的组织,从而有可能影响垂体功能,诱发其他肿瘤,损伤周围神经等。

第五节　多囊卵巢综合征

多囊卵巢综合征(PCOS)是一种以高雄激素血症、排卵障碍及多囊卵巢为特征的病变。1935 年 Stein 和 Leventhal 首次报道,故又称 Stein-Leventhal 综合征。至今,PCOS 的定义和诊断标准尚未被广泛接受。因此,其发生率亦不相同。一般认为,PCOS 在青春期及育龄期妇女中发生率均较高,为 5%～10%,无排卵性不孕妇女中约为 75%,多毛妇女可高达 85%以上。

一、发病相关因素

病因至今尚不十分清楚,其发病相关因素仍以胰岛素抵抗为主。其他的相关因素有遗传学因素和非遗传学因素。

(一)胰岛素抵抗和高胰岛素血症

胰岛素促进器官、组织和细胞吸收、利用葡萄糖的效能下降时称胰岛素抵抗。为维持正常的血糖水平,机体代偿性分泌更多的胰岛素,形成高胰岛素血

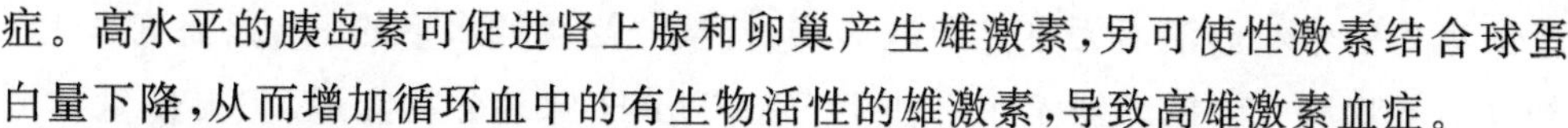

症。高水平的胰岛素可促进肾上腺和卵巢产生雄激素,另可使性激素结合球蛋白量下降,从而增加循环血中的有生物活性的雄激素,导致高雄激素血症。

(二)遗传因素

部分 PCOS 患者存在明显的家族聚集性,主要以常染色体显性遗传方式遗传。研究提示PCOS的候选基因位于 19p13.3,而位于 15q24.1 的 *CYP*11*A*1 基因可能与 PCOS 患者的高雄激素血症相关。此外 *LH-β* 基因突变也可能与 PCOS 有关。但临床上患 PCOS 的单卵双胎的同胞不一定患病,故 PCOS 的发病可能与遗传因素和必要的环境因素共同作用有关。

二、病理生理

PCOS 的发病机制非常复杂,有关研究仍在发展过程中。目前临床已认识到 PCOS 是涉及内分泌、代谢和遗传等许多因素的内分泌与代谢紊乱的疾病。PCOS 是高度异质性的临床症候群,不同患者的病理生理特征差异较大,包括高雄激素血症、胰岛素抵抗和高胰岛素血症、高 LH 水平伴有正常或低水平的 FSH、无周期性波动的雌激素水平且雌酮(E_1)$>E_2$ 等。

(一)胰岛素抵抗

胰岛素抵抗是指外周组织对胰岛素敏感性降低,使胰岛素的生物效能低于正常。胰岛素通过细胞内的信号传导途径发挥对卵巢的作用,包括调节葡萄糖代谢的促代谢途径和引起卵巢细胞分裂增殖作用的促分裂途径。胰岛素和胰岛素样生长因子通过共享细胞内蛋白激酶或信号蛋白机制,实现作用的相互交叉。40%~60% PCOS 患者(特别是肥胖者)存在胰岛素抵抗,其原因包括胰岛素受体丝氨酸残基的过度磷酸化从而减弱了信号传导,或胰岛素受体基因突变、受体底物-I(IRS-I)或受体后葡萄糖转运的缺陷。胰岛素抵抗因促代谢作用途径受损,机体代偿性升高胰岛素水平形成高胰岛素血症,细胞内胰岛素/类胰岛素样生长因子的促分裂途径的作用因而放大,导致卵泡膜细胞和间质细胞的过度增殖,生成更多的雄激素,加重高雄激素血症。高胰岛素血症又通过抑制肝脏的性激素结合球蛋白合成,使体内游离性激素增加,促进其生物学作用。而雄激素在外周组织转化为 E_1,更增加垂体 LH 的分泌,过多的 LH 和胰岛素共同刺激卵巢的卵泡膜细胞和间质细胞。促分裂作用的加强使卵泡的募集增加,而 FSH 的相对不足,卵泡发育停滞,卵泡的选择障碍,导致无排卵和多囊卵巢形成。

(二)下丘脑-垂体-卵巢轴调节功能紊乱

PCOS 患者的雄激素过多,其中的雄烯二酮在外周脂肪组织转化为 E_1,又由于卵巢内多个小卵泡而无主导卵泡形成，持续分泌较低水平的 E_2，因而 $E_1>E_2$。外周循环这种失调的雌激素水平使下丘脑 GnRH 脉冲分泌亢进，主要使垂体分泌过量 LH，雌激素对 FSH 的负反馈使 FSH 相对不足，升高的 LH 刺激卵巢卵泡膜细胞和间质细胞产生过量的雄激素，进一步升高雄激素的水平，从而形成“恶性循环”。FSH 的相对不足，以及异常的激素微环境，使卵泡发育到一定程度即停滞，导致多囊卵巢形成，并出现 PCOS 患者特征性的生殖内分泌改变。高雄激素则导致多毛、痤疮等临床表现。

三、临床表现

PCOS 常发病于青春期，生育期，以无排卵、不孕和肥胖、多毛等典型临床表现为主；中老年则出现因长期的代谢障碍导致的高血压、糖尿病、心血管疾病等。因此，未得到恰当处理的 PCOS 可影响患者的一生。

（一）月经失调

患者的初潮年龄多为正常，但常在初潮后即出现月经失调，主要表现为月经稀发、经量少或闭经。临床上可见从月经稀发（周期逐渐延长）至闭经的发展过程。少数患者表现为月经过多或不规则出血。

（二）不孕

PCOS 患者由于持续的无排卵状态，导致不孕。异常的激素环境可影响卵子的质量、子宫内膜的容受性、甚至胚胎的早期发育，即使妊娠也易发生流产。

（三）男性化表现

在高雄激素的影响下，PCOS 女性呈现不同程度的多毛，发生率为 17%～18%。多毛以性毛（阴毛和腋毛）浓密为主，尤其是阴毛，分布呈男性型，甚至下延及肛周，上及腹股沟或腹中线。毛发也可分布于面部口周、乳周、下颌、大腿根部等处。多毛的程度与血雄激素升高并不平行，白种患者更为常见。过多的雄激素转化为活性更强的双氢睾酮后，刺激皮脂腺分泌过盛，可出现痤疮。痤疮多分布在额部、颧部及胸背部，伴有皮肤粗糙、毛孔粗大，具有症状重、持续时间长、顽固难愈、治疗反应差的特点。另外，还可有阴蒂肥大、乳腺萎缩等。极少数病例有男性化征象如声音低沉、喉结突出。

（四）肥胖

PCOS 患者中 40%～60%的体质指数（BMI）≥25。可能是由于雄激素过多或长期的雌激素刺激，或其他内分泌、代谢紊乱和遗传特征，引起脂肪的堆积，不

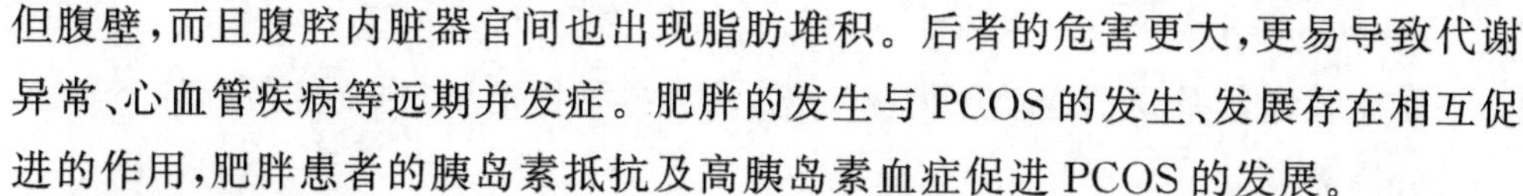

但腹壁，而且腹腔内脏器官间也出现脂肪堆积。后者的危害更大，更易导致代谢异常、心血管疾病等远期并发症。肥胖的发生与PCOS的发生、发展存在相互促进的作用，肥胖患者的胰岛素抵抗及高胰岛素血症促进PCOS的发展。

(五)黑棘皮症

PCOS患者可出现局部皮肤或大或小的天鹅绒样、片状、角化过度、呈灰棕色的病变，常分布在颈后、腋下、外阴、腹股沟等皮肤皱褶处，称黑棘皮症，与高雄激素和胰岛素抵抗及高胰岛素血症有关。

(六)卵巢增大

盆腔检查有时可触及一侧或双侧增大的卵巢。B超检查可见一侧或双侧卵巢直径2～9 mm的卵泡≥12个，和/或卵巢体积≥10 cm^3。

(七)内分泌改变

1.雄激素水平高

血清T、A水平升高，少数患者DHEA和DHEAS升高，SHBG水平降低。

2.雌激素改变

PCOS分泌E_1明显增多，E_2相当于早、中卵泡期水平。E_1除了与E_2之间的相互转化外，大部分来自血清A在外周组织局部芳香化酶作用下的转化，无周期性变化，这些患者体内总体雌激素处于较高水平。

3.促性腺激素变化

LH水平升高较恒定地维持在正常妇女月经周期中卵泡期上下水平，而FSH则相当于早卵泡期水平，因此LH/FSH比值多升高。

4.胰岛素抵抗及高胰岛素血症

50%～60%PCOS患者呈现高胰岛素分泌和胰岛素抵抗，有发展为糖耐量受损和2型糖尿病的危险。

5.血清PRL水平升高

10%～15%PCOS患者表现为轻度的高催乳素血症，其可能为雌激素持续刺激所致。明显的高催乳素血症或催乳素瘤是PCOS的鉴别诊断之一。

(八)远期并发症

1.肿瘤

持续的、无周期性的、相对偏高的雌激素水平和升高的E_1与E_1/E_2比值对子宫内膜的刺激，又无孕激素拮抗，可增加子宫内膜癌和乳腺癌发病率。

2.心血管疾病

血脂代谢紊乱易引起动脉粥样硬化，从而导致冠心病、高血压等。

3.糖尿病

胰岛素抵抗和高胰岛素血症、肥胖，易发展为隐性糖尿病或糖尿病。

四、诊断

不同专家组认可的诊断标准不一：美国 NIH 1990 年的诊断标准为高雄激素血症和月经稀发或闭经；2003 年欧洲人类生殖和胚胎与美国生殖医学学会的(ESHRE/ASRM)鹿特丹专家会议诊断标准为月经稀发或闭经、高雄激素血症，以及超声检查诊断多囊卵巢 3 项指标中任何2 项；而 Androgen Excess Society 2006 年指南为高雄激素血症加上月经稀发或闭经和超声检查诊断多囊卵巢2 项指标中任何 1 项。但一致认为，诊断时首先需除外高雄激素血症的其他原因。

(一)推荐的诊断标准

目前，中华医学会妇产科分会推荐采用 2003 年欧洲人类生殖和胚胎与美国生殖医学学会的(ES HRE/ASRM)鹿特丹专家会议推荐的标准。

1.稀发排卵或无排卵

临床表现为闭经、月经稀发、初潮 2～3 年不能建立规律月经，以及基础体温呈现单相。有时，月经规律者却并非有排卵性月经。

2.高雄激素的临床表现和/或高雄激素血症

临床表现有痤疮、多毛。高雄激素血症者血清总睾酮、游离睾酮指数或游离睾酮高于检测单位实验室参考正常值。

3.卵巢多囊性改变

B超检查可见一侧或双侧卵巢直径为 2～9 mm 的卵泡≥12 个和/或卵巢体积≥10 cm^3。

符合上述 3 项中任何 2 项者，即可诊断 PCOS。

(二)辅助检查

2009 年美国妇产科医师协会(ACOG)建议，若疑为 PCOS 时，可采用以下辅助检查，以便正确诊断、恰当治疗。

1.体格检查

测定血压、确定 BMI、腰围，了解有无高血压和肥胖，确定肥胖类型。

2.实验室测定

(1)了解是否存在生化高雄激素血症、代谢综合征及下丘脑性闭经。①总睾酮、生物活性睾酮或游离睾酮、性激素结合蛋白测定：PCOS 患者血清睾酮、双氢睾酮、雄烯二酮水平升高，性激素结合蛋白(SHBG)水平下降，部分患者表现为血清总睾酮水平不高、但血清游离睾酮升高。由肾上腺产生的脱氢表雄酮或硫酸脱氢表雄酮正常或轻度升高。②TSH、PRL，17-羟孕酮测定：以排除甲状腺功能异常和高催乳素血症引起的高雄激素血症。尿 17-酮皮质类固醇升高时提示肾上腺功能亢进。③2 小时口服葡萄糖耐量试验：空腹血糖值正常为<6.1 mmol/L；损害为 6.1～8.3 mmol/L；2 型糖尿病则>7 mmol/L。口服 75 mg葡萄糖后 2 小时血糖值：正常糖耐量为<7.8 mmol/L；糖耐量损害为7.8～11.1 mmol/L；2 型糖尿病则>11.1 mmol/L。④空腹血脂、脂蛋白测定：正常者高密度脂蛋白>50 mg，甘油三酯<150 mg。

(2)根据患者情况，可选择以下测定。①促性腺激素测定：PCOS 患者 FSH 正常或偏低，约 60%的患者 LH 升高，LH/FSH≥2。如LH/FSH≥3 以上，更有助于诊断。约 95%患者的LH/FSH升高。GnRH 刺激后，LH 反应亢进，FSH 反应偏低。②空腹胰岛素水平：年轻 PCOS 患者、接受促排卵治疗 PCOS 患者，以及具有胰岛素抵抗或高雄激素血症临床特征者应测定空腹胰岛素水平。③24 小时尿游离皮质醇测定或低剂量地塞米松抑制试验：适用于晚发型 PCOS 患者或库欣综合征患者。

3.B 超检查

卵巢多囊性改变为一侧或双侧卵巢中见≥12 个直径为 2～9 mm 的卵泡，卵巢>10 cm^3。一侧卵巢见上述改变也可诊断。阴道超声检查较为准确，无性生活史的患者应经直肠超声检查。宜选择在卵泡早期(月经规律者)或无优势卵泡状态下做超声检查。卵巢体积计算(cm^3)：0.5×长(cm)×宽(cm)×厚(cm)；卵泡数目测量应包括横面与纵面扫描；若卵泡直径<10 mm，则可取卵泡横径与纵径的平均数。

五、鉴别诊断

首先需与 PCOS 鉴别的主要疾病为引起高雄激素的疾病，如先天性肾上腺皮质增生、库欣综合征、雄激素分泌性肿瘤、高催乳素血症和甲状腺功能异常、外源性雄激素应用等。

(一)产生雄激素的卵巢肿瘤

如门细胞瘤、支持-间质细胞瘤，可产生大量雄激素，可出现男性化表现如喉结大、阴蒂增大、血雄激素水平较高，可行B 超、CT 检查协助诊断。

(二)先天性肾上腺皮质增生(CAH)

一种常染色体隐性遗传病,分为早发型和迟发型,是由于皮质醇生物合成过程中有酶的缺陷,其中以21-羟化酶缺陷最常见,可引起17α-羟孕酮和雄激素水平增高,对ACTH兴奋试验反应亢进。

(三)库欣综合征

库欣综合征是由各种原因导致肾上腺皮质功能亢进,促使皮质醇及其中间产物雄激素的过量分泌所致。本病少见,典型表现有满月脸,水牛背,向心性肥胖,皮肤紫纹、多毛、痤疮、高血压,以及骨质疏松,糖耐量异常,皮肤色素沉着等。实验室检查发现血浆皮质醇正常的昼夜节律消失,尿游离皮质醇增高,过夜小剂量地塞米松抑制实验是筛选本病的简单方法。

(四)甲状腺功能异常

甲状腺功能异常可引起下丘脑-垂体-卵巢轴异常,从而引起持续不排卵。临床上可有月经失调或闭经,可检测血清TSH鉴别之。

六、治疗

PCOS的治疗主要为调整月经周期、治疗高雄激素与胰岛素抵抗,以及有生育要求者的促排卵治疗。其次,无论有生育要求与否,均应进行生活方式,调整控制饮食、锻炼,以及戒烟、戒酒。

(一)调整月经周期

可采用口服避孕药和孕激素后半周期疗法,有助于调整月经周期、纠正高雄激素血症,改善高雄激素的临床表现。其周期性撤退性出血可改善子宫内膜状态,预防子宫内膜癌的发生。

1.口服避孕药作用及注意点

此法开始即用孕激素以限制雌激素的促内膜生长作用,使撤药性出血逐步减少,其中雌激素可预防治疗过程中孕激素的突破性出血。口服避孕药可很好地控制周期,尤其适用于有避孕需求的生育期患者。应注意口服避孕药潜在风险,不宜用于有血栓性疾病、心脑血管疾病高危因素及40岁以上吸烟的女性。PCOS患者常有糖、脂代谢紊乱,用药期间应监测血糖、血脂变化。青春期女孩应用口服避孕药前,应做好充分的知情同意。

2.孕激素后半周期疗法

适用于无严重高雄激素症状和代谢紊乱的患者。于月经周期后半期(月经第16～25天)口服地屈孕酮片10 mg/d,每天2次,共10天,或微粒化孕酮200～300 mg/d,5～7天,或醋酸甲羟孕酮10 mg/d,连用10天,或肌内注射黄体酮20 mg/d,共5天。孕激素可能通过减慢GnRH-LH脉冲分泌频率,在一定程度上降低雄激素水平。

(二)多毛、痤疮及高雄激素治疗

可采用短效口服避孕药,首选复方醋酸环丙孕酮(达英-35)。

达英-35作用机制、用法及注意事项:该药含有醋酸环丙孕酮(CPA)2 mg和炔雌醇(EE)35 μg。炔雌醇可以升高SHBG,以降低游离睾酮水平;醋酸环丙孕酮可抑制P450c17/17-20裂解酶活性,减少雄激素合成,并在靶器官与雄激素竞争结合受体,阻断雄激素的外周作用;通过抑制下丘脑-垂体LH分泌而抑制卵泡膜细胞高雄激素生成。痤疮治疗需用药3个月,多毛治疗需用药6个月,但停药后高雄激素症状将恢复。注意事项同口服避孕药。

(三)胰岛素抵抗的治疗

适用于肥胖或有胰岛素抵抗的患者,可采用二甲双胍治疗。

二甲双胍作用机制、用法及注意事项:二甲双胍可增强周围组织对葡萄糖的摄入、抑制肝糖产生并在受体后水平增强胰岛素敏感性、减少餐后胰岛素分泌,改善胰岛素抵抗,可预防代谢综合征的发生。用法:500 mg,每天2次或3次,3～6个月复诊,了解月经和排卵恢复情况,有无不良反应,复查血胰岛素。若无月经,须加用孕激素调整月经。二甲双胍最常见的是胃肠道反应,餐中用药可减轻反应。初起可每次250 mg,每天2～3次,2～3周后可根据病情调整用量。严重的不良反应是可能发生肾功能损害和乳酸性酸中毒。须定期复查肾功能。

(四)促排卵治疗

适用于有生育要求患者。首选氯米芬治疗。若无效,可采用促性腺激素、腹腔镜下卵巢打孔术及体外受精-胚胎移植。

1.氯米芬作用机制、用法及注意事项

氯米芬有弱的抗雌激素作用,可与下丘脑和垂体的内源性雌激素受体相竞争,解除对垂体分泌促性腺激素的抑制,促进FSH和LH的分泌,从而诱发排卵。氯米芬也能影响宫颈黏液,使精子不易生存与穿透;影响输卵管蠕动及子宫内膜发育,不利于胚胎着床。应用氯米芬时,也可于近排卵期适量加用戊酸雌二醇等天然雌激素,以减少其抗雌激素作用对子宫内膜及宫颈黏液的不良影响。用法:自然或人工诱发月经周期的第5天起,50～150 mg/d(可根据患者体重及以往治疗反应决定)，共 5 天。如能应用 B 超监测卵泡发育，则更能确定是否排卵及卵泡发育情况。卵泡直径达 18～20 mm 时，可肌内注射 HCG 5 000～10 000 IU，以诱发排卵。治疗后排卵率为 60%～80%，妊娠率为 30%～40%。20%～25%的患者治疗无效。

2.促性腺激素：尿促性素(HMG)

每支含 FSH、LH 各 75 IU，常规用法：自然月经来潮或黄体酮撤退出血第 5 天，每天肌内注射 HMG 1 支，根据 B 超监测卵泡发育情况增减用量，优势卵泡直径达 18 mm 时，肌内注射HCG 5 000～10 000 IU，以诱发排卵。若有 3 个卵泡同时发育，应停用 HCG，以避免卵巢过度刺激综合征发生。HMG 也可和氯米芬联合应用，以促卵泡发育。尿促性素排卵率 70%～90%，单卵泡发育率 50%～70%，周期妊娠率10%～20%，OHSS 发生率 0～5%。

3.腹腔镜下卵巢打孔术

主要适用于 BMI≤34，LH＞10 mIU/mL，游离睾酮高者，以及氯米芬和常规促排卵治疗无效的患者。现多采用激光或单极电凝将卵泡汽化和电凝。许多妊娠发生在腹腔镜术后 1～6 个月。作用机制：破坏产生雄激素的卵巢间质，间接调节垂体-卵巢轴，血清 LH 及睾酮水平下降，增加妊娠机会，并可能降低流产的危险。其主要并发症为盆腔粘连，偶有卵巢萎缩。

(五)体外受精-胚胎移植

难治性 PCOS 患者(应用促排卵治疗 6 个周期无排卵者或有排卵，但未妊娠者)可采用体外受精、胚胎移植方法助孕。

第六节　子宫内膜异位症

具有生长功能的子宫内膜组织(腺体和/或间质)出现在宫腔被黏膜覆盖以外的部位时称为子宫内膜异位症(EMT)，简称内异症。

EMT 以痛经、慢性盆腔痛、不孕为主要表现，是育龄妇女的常见病。该病的发病率近年有明显增高趋势，发病率占育龄妇女的 10%～15%，占痛经妇女的 40%～60%。在不孕患者中，30%～40%合并 EMT，在 EMT 患者中不孕症的发病率为 40%～60%。

该病一般仅见于生育年龄妇女，以 25～45 岁妇女多见。绝经后或切除双侧卵巢后异位内膜组织可逐渐萎缩吸收，妊娠或使用性激素抑制卵巢功能可暂时阻止此病的发展，故 EMT 是激素依赖性疾病。

EMT 虽为良性病变，但具有类似恶性肿瘤远处转移、浸润和种植的生长能力。异位内膜可侵犯全身任何部位，最常见的种植部位是盆腔脏器和腹膜，以侵犯卵巢和宫底韧带最常见，其次为子宫、子宫直肠陷凹、腹膜脏层、直肠阴道隔等部位，故有盆腔 EMT 之称。

一、发病机制

本病的发病机制尚未完全阐明，关于异位子宫内膜的来源，目前有多种学说。

（一）经血反流与种植学说

妇女在经期时子宫内膜碎片可随经血倒流，经输卵管进入盆腔，种植于卵巢和盆腔其他部位，并在该处继续生长和蔓延，形成盆腔 EMT。但已证实 90%以上的妇女可发生经血反流，却只有 10%～15%的妇女罹患 EMT。剖宫产手术后所形成的腹壁瘢痕 EMT，占腹壁瘢痕 EMT 的 90%左右，是种植学说的典型例证。

（二）淋巴及静脉播散

子宫内膜可通过淋巴或静脉播散，远离盆腔部位的器官如肺、手或大腿的皮肤和肌肉发生的 EMT 可能就是通过淋巴或静脉播散的结果。

（三）体腔上皮化生学说

卵巢表面上皮、盆腔腹膜都是由胚胎期具有高度化生潜能的体腔上皮分化而来，在反复经血反流、炎症、机械性刺激、异位妊娠或长期持续的卵巢甾体激素刺激下，易发生化生而成为异位症的子宫内膜。

（四）免疫学说

免疫异常对异位内膜细胞的种植、黏附、增生具有直接和间接的作用，表现为免疫监视、免疫杀伤功能减弱，黏附分子作用增强，协同促进异位内膜的移植。以巨噬细胞为主的多种免疫细胞可释放多种细胞因子，促进异位内膜的种植、存活和增殖。EMT 患者的细胞免疫和体液免疫功能均有明显变化，患者外周血和腹水中的自然杀伤(NK)细胞的细胞活性明显降低。病变越严重者，NK 细胞活性降低亦越明显。雌激素水平越高，NK 细胞活性则越低。血清及腹水中，免疫球蛋白 IgG、IgA 及补体 C_3、C_4 水平均增高，还出现抗子宫内膜抗体和抗卵巢抗体等多种自身抗体。因此,个体的自身免疫能力对异位内膜细胞的抑制作用,在本病的发生中起关键作用。

(五)在位内膜决定论

中国研究者提出的"在位内膜决定论"揭示了在位子宫内膜在 EMT 发病中的重要作用,在位内膜的组织病理学、生物化学、分子生物学及遗传学等特质,与 EMT 的发生发展密切相关,其"黏附-侵袭-血管形成"过程,即所谓的"三 A 程序",可以解释 EMT 的病理过程,又可以表达临床所见的不同病变。

二、病理

EMT 最常见的发生部位为靠近卵巢的盆腔腹膜及盆腔器官的表面。根据其发生部位不同,可分为腹膜 EMT、卵巢 EMT、子宫腺肌病等。

(一)腹膜 EMT

腹膜和脏器浆膜面的病灶呈多种形态。无色素沉着型为早期细微的病变,具有多种表现形式,呈斑点状或小泡状突起,单个或数个呈簇,有红色火焰样病灶,白色透明病变,黄褐色斑及圆形腹膜缺损。色素沉着型为典型的病灶,呈黑色或紫蓝色结节,肉眼容易辨认。病灶反复出血及纤维化后,与周围组织或器官发生粘连,子宫直肠陷凹常因粘连而变浅,甚至完全消失,使子宫后屈固定。

(二)卵巢 EMT

卵巢 EMT 最多见,约 80%的内异症位于卵巢。多数为一侧卵巢,部分波及双侧卵巢。初始病灶表浅,于卵巢表面可见红色或棕褐色斑点或小囊泡;随着病变发展,囊泡内因反复出血积血增多,而形成单个或多个囊肿,称为卵巢子宫内膜异位囊肿。因囊肿内含暗褐色黏糊状陈旧血,状似巧克力液体,故又称为卵巢巧克力囊肿,直径大多在 10 cm 以内。卵巢与周围器官或组织紧密粘连是卵巢子宫内膜异位囊肿的临床特征之一,并可借此与其他出血性卵巢囊肿相鉴别。

(三)子宫骶韧带、直肠子宫陷凹和子宫后壁下段的 EMT

这些部位处于盆腔后部较低或最低处,与经血中的内膜碎屑接触机会最多,故为 EMT 的好发部位。在病变早期,子宫骶韧带、直肠子宫陷凹或子宫后壁下段有散在紫褐色出血点或颗粒状散在结节。由于病变伴有平滑肌和纤维组织增生,形成坚硬的结节。病变向阴道黏膜发展时,在阴道后穹隆形成多个息肉样赘生物或结节样瘢痕。随着病变发展,子宫后壁与直肠前壁粘连,直肠子宫陷凹变浅,甚至完全消失。

(四)输卵管子宫内膜异位症

内异症直接累及黏膜较少,偶在其管壁浆膜层见到紫褐色斑点或小结节。输卵管常与周围病变组织粘连。

(五)子宫腺肌病

子宫腺肌病分为弥漫型与局限型两种类型。弥漫型的子宫呈均匀增大,质较硬,一般不超过妊娠3个月大小。剖面见肌层肥厚,增厚的肌壁间可见小的腔隙,直径多在5 mm以内。腔隙内常有暗红色陈旧积血。局限型的子宫内膜在肌层内呈灶性浸润生长,形成结节,但无包膜,故不能将结节从肌壁中剥出。结节内也可见陈旧出血的小腔隙,结节向宫腔突出颇似子宫肌瘤。偶见子宫内膜在肌瘤内生长,称之为子宫腺肌瘤。

(六)恶变

EMT是一种良性疾病,但少数可发生恶变,恶变率为0.7%~1%,其恶变后的病理类型包括透明细胞癌、子宫内膜样癌、腺棘癌、浆液性乳头状癌、腺癌等。EMT恶变78%发生在卵巢,22%发生在卵巢外。卵巢外最常见的恶变部位是直肠阴道隔、阴道、结肠、盆腹膜、大网膜、脐部等。

三、临床表现

(一)症状

1.痛经

痛经是常见而突出的症状,多为继发性,占EMT的60%~70%。多于月经前1~2天开始,经期第1~2天症状加重,月经净后疼痛逐渐缓解。疼痛多位于下腹深部及直肠区域,以盆腔中部为多,多随局部病变加重而逐渐加剧,但疼痛的程度与病灶的大小不成正比。

2.性交痛

性交痛多见于直肠子宫陷凹有异位病灶或因病变导致子宫后倾固定的患者。当性交时由于受阴茎的撞动,可引起性交疼痛,以月经来潮前性交痛最明显。

3.不孕

EMT不孕率为40%~60%,主要原因是腹水中的巨噬细胞影响卵巢的分泌功能和排卵功能,导致黄体功能不足(LPD)、未破裂卵泡黄素化综合征(LUFS)、早孕自然流产等。EMT可使盆腔内组织和器官广泛粘连,输卵管变硬僵直，影响输卵管的蠕动，从而影响卵母细胞的拣拾和受精卵的输送。严重的卵巢周围粘连，可妨碍卵子的排出。

4.月经异常

部分患者可因黄体功能不足或无排卵而出现月经期前后阴道少量出血、经期延长或月经紊乱。内在性 EMT 患者往往有经量增多、经期延长或经前点滴出血。

5.慢性盆腔痛

71%～87%的 EMT 患者有慢性盆腔痛，慢性盆腔痛患者中有 83%活检确诊为 EMT。常表现为性交痛、大便痛、腰骶部酸胀及盆腔器官功能异常等。

6.其他部位 EMT 症状

肠道 EMT 可出现腹痛、腹泻或便秘。泌尿道 EMT 可出现尿路刺激症状等。肺部 EMT 可出现经前咯血、呼吸困难和/或胸痛。

(二)体征

典型的盆腔 EMT 在盆腔检查时，可发现子宫后倾固定，直肠子宫陷凹、子宫骶韧带或子宫颈后壁等部位扪及 1～2 个或更多触痛性结节，如绿豆或黄豆大小，肛诊更明显。有卵巢 EMT 时，在子宫的一侧或双侧附件处扪到与子宫相连的囊性偏实不活动包块(巧克力囊肿)，往往有轻压痛。若病变累及直肠阴道隔，病灶向后穹隆穿破时，可在阴道后穹隆处扪及甚至可看到隆起的紫蓝色出血点或结节，可随月经期出血。内在性 EMT 患者往往子宫胀大，但很少超过 3 个月妊娠，多为一致性胀大，也可能感到某部位比较突出犹如子宫肌瘤。如直肠有较多病变时，可触及一硬块，甚至误诊为直肠癌。

四、诊断

(一)病史

凡育龄妇女有继发性痛经进行性加重和不孕史、性交痛、月经紊乱等病史者，应仔细询问痛经出现的时间、程度、发展及持续时间等。

(二)体格检查

(1)妇科检查(三合诊)扪及子宫后位固定、盆腔内有触痛性结节或子宫旁有不活动的囊性包块，阴道后穹隆有紫蓝色结节等。

(2)其他部位的病灶如脐、腹壁瘢痕、会阴侧切瘢痕等处，可触及肿大的结节，经期明显。

临床上单纯根据典型症状和准确的妇检可以初步诊断50%左右的EMT，但大约有25%的病例无任何临床症状，尚需借助下列辅助检查，特别是腹腔镜检查和活检才能最后确诊。

(三)影像学检查

1.超声检查

超声检查可应用于各型内异症，通常用于Ⅲ～Ⅳ期的患者，是鉴别卵巢子宫内膜异位囊肿、直肠阴道隔EMT和子宫腺肌症的重要手段。巧克力囊肿一般直径为5～6 cm，直径>10 cm的囊肿较少，其典型的声像图特征如下。

(1)均匀点状型：囊壁较厚，囊壁为结节状或粗糙回声，囊内布满均匀细小颗粒状的反光点。

(2)混合型：囊内大部分为无回声区，可见片状强回声或小光团，但均不伴声影。

(3)囊肿型：囊内呈无回声的液性暗区，多孤立分布，但与卵巢单纯性囊肿难以区分。

(4)多囊型：包块多不规则，其间可见隔反射，分成多个大小不等的囊腔，各囊腔内回声不一致。

(5)实体型：内呈均质性低回声或弱回声。

2.磁共振成像(MRI)检查

MRI对卵巢型、深部浸润型、特殊部位EMT的诊断和评估有意义，但在诊断中的价值有限。

(四)CA125值测定

血清CA125浓度变化与病灶的大小和病变的严重程度呈正相关。CA125≥35 U/mL为诊断EMT的标准，临床上可以辅助诊断并可监测疾病的转归和评估疗效。由于CA125在不同的疾病间可发生交叉反应，使其特异性降低而不能单独作为诊断和鉴别诊断的指标。CA125在监测EMT方面较诊断EMT更有价值。

在Ⅰ～Ⅱ期患者中，血清CA125水平正常或略升高，与正常妇女有交叉，提示CA125阴性者亦不能排除EMT。而在Ⅲ～Ⅳ期有卵巢子宫内膜异位囊肿、病灶侵犯较深、盆腔广泛粘连者，CA125值多升高，但一般不超过200 U/mL。腹腔液CA125的浓度可直接反映EMT病情，其浓度较血清高出100多倍，临床意义比血清CA125大。CA125结合抗子宫内膜抗体(EMAb)、B超、CT或MRI

检查可提高诊断准确率。

(五)抗子宫内膜抗体(EMAb)

EMT是一种自身免疫性疾病,因为在许多患者体内可以测出抗子宫内膜的自身抗体。EMAb是EMT的标志抗体,其产生与异位子宫内膜的刺激及机体免疫内环境失衡有关。EMT患者血液中EMAb水平升高,经促性腺激素释放激素类似物(GnRHa)治疗后,EMAb水平明显降低。测定抗子宫内膜抗体对EMT的诊断与疗效观察有一定的帮助。

(六)腹腔镜检查

腹腔镜检查是诊断EMT的金标准,对于盆腔检查和B超检查均无阳性发现的不孕或腹痛患者来说更是重要手段。在腹腔镜下对可疑病变进行活检,可以确诊和正确分期,对不孕的患者还可同时检查其他不孕的病因和进行必要的处理,如盆腔粘连分解术、输卵管通液及输卵管造口术等。

五、EMT的分期

(一)美国生殖学会EMT(RAFS)手术分期

目前,世界上公认并应用的EMT分期法是RAFS分期,即按病变部位、大小、深浅、单侧或双侧、粘连程度及范围,计算分值,定出相应期别。

(二)EMT的临床分期

1.Ⅰ期

不孕症未能找到不孕原因而有痛经者,或为继发痛经严重者。妇科检查后穹隆粗糙不平滑感,或骶韧带有触痛。B超检查无卵巢肿大。

2.Ⅱ期

后穹隆可触及<1 cm的结节,骶韧带增厚,有明显触痛。两侧或一侧可触及<5 cm肿块或经B超确诊卵巢增大者,附件与子宫后壁粘连,子宫后倾尚活动。

3.Ⅲ期

后穹隆可触及>1 cm的结节,骶韧带增厚或阴道直肠可触及结节,触痛明显,两侧或一侧附件可触及>5 cm的肿块或经B超确诊附件肿物者。肿块与子宫后壁粘连较严重,子宫后倾活动受限。

4.Ⅳ期

后穹隆被块状硬结封闭,两侧或一侧附件可触及直径>5 cm的肿块与子宫后壁粘连，子宫后倾活动受限，直肠或输尿管受累。

对Ⅰ期、Ⅱ期患者选用药物治疗，如无效时再考虑手术治疗。对Ⅲ期、Ⅳ期患者首选手术治疗，对Ⅳ期患者行保守手术治疗预后较差。对此类不孕患者建议在术前药物治疗2～3个月后再行手术，以期手术容易施行，并可较彻底清除病灶。

六、EMT与不孕

在不孕患者中，30%～58%合并EMT，在EMT患者中不孕症的发病率为25%～67%。EMT合并不孕的患者治疗后3年累计妊娠率低于无EMT者，患内异症的妇女因男方无精子行人工授精，成功率明显低于无内异症的妇女。EMT对生育的影响主要有以下因素。

（一）盆腔解剖结构改变

盆腔内EMT所产生的炎性反应及其所诱发的多种细胞因子和免疫反应，均可损伤腹膜表面，造成血管通透性增加，导致水肿、纤维素和血清渗出，经过一段时间后，发生盆腔内组织、器官粘连。其粘连的特点是范围大而致密，容易使盆腔内器官的解剖功能异常。一般EMT很少侵犯输卵管的肌层和黏膜层，故输卵管多为通畅。但盆腔内广泛粘连可导致输卵管变硬僵直，影响输卵管的蠕动，或卵巢与输卵管伞部隔离，从而影响卵母细胞的拣拾和受精卵的输送，严重者可导致输卵管阻塞。如卵巢周围的严重粘连或卵巢子宫内膜异位囊肿破坏正常卵巢组织，可妨碍卵子的排出。

（二）腹水对生殖过程的干扰

EMT患者腹水中的巨噬细胞数量增多且活力增强，不仅吞噬精子，还可释放白细胞介素-1（IL-1）、白细胞介素-2（IL-2）、肿瘤坏死因子（TNF）等多种细胞因子，影响精子的功能和卵子的质量，不利于受精过程及胚胎着床。腹水中的巨噬细胞降低颗粒细胞分泌孕酮的功能，干扰卵巢局部的激素调节作用，使LH分泌异常、PRL水平升高、前列腺素（PG）含量增加，影响排卵的正常进行，可能导致黄体期缺陷（LPD）、未破裂卵泡黄素化综合征（LUFS）、不排卵等。临床发现EMT患者体外受精-胚胎移植（IVF-ET）的受精率降低。盆腔液中升高的PG可以干扰输卵管的运卵功能，并刺激子宫收缩，干扰着床和使自然流产率升高达50%。

七、EMT治疗

国际子宫内膜异位症学术会议（WEC）曾总结提出对于EMT，腹腔镜、卵巢抑制、三期疗法、妊娠、助孕是最好的治疗。中国研究者又明确提出 EMT 的规范化治疗应达到 4 个目的：减灭和去除病灶，缓解和消除疼痛，改善和促进生育，减少和避免复发。

治疗时主要考虑的因素：①年龄；②生育要求；③症状的严重性；④既往治疗史；⑤病变范围；⑥患者的意愿。

(一)有生育要求的 EMT 治疗方案

对有生育要求的 EMT 患者，应首先行子宫输卵管造影(HSG)，输卵管通畅者，可先采用抑制子宫内膜异位病灶有效的药物，如避孕药、孕三烯酮或 GnRHa 等药物 3～6 个周期，然后给予促排卵治疗；对排卵正常但不能受孕者应行腹腔镜检查以明确有无盆腔粘连或引起不孕的其他盆腔因素。若 HSG 提示病变累及输卵管影响输卵管通畅性或功能，则应行腹腔镜检查确诊病因，在检查的同时完成盆腔粘连分离、异位病灶去除及输卵管矫正手术。EMT 患者手术后半年为受孕的黄金时期，术后 1 年以上获得妊娠的机会大大下降。

有研究者认为对 EMT Ⅰ～Ⅱ期不孕患者，首选手术治疗，在无广泛病变或经手术重建盆腔解剖结构后，此时期盆腔内环境最有利于受精，子宫内膜的容受性也最高，应积极促排卵尽早妊娠或促排卵后行人工授精(IUI) 3 个周期，仍未成功则行体外授精(IVF)。对Ⅲ～Ⅳ期 EMT 不孕患者手术后短期观察或促排卵治疗，如未妊娠，直接 IVF 或注射长效 GnRHa 2～3 支后行IVF-ET。对病灶残留，EMT 生育指数评分低者，术后可用 GnRHa 治疗 3 个周期后行 IVF。

(二)无生育要求的治疗方案

对于无生育要求的 EMT 患者，治疗并控制病灶，以最简便、最小的代价来提高生活质量。治疗方法可分为手术治疗、药物治疗、介入治疗、中药治疗等。手术是第一选择，腹腔镜手术为首选。手术可以明确诊断，确定病变程度、类型、活动状态，进行切除、减灭病变，分离粘连，减轻症状，减少或预防复发。

子宫腺肌症症状较严重者，一般需行次全子宫切除或全子宫切除术。年轻且要求生育者，如病灶局限，可考虑单纯切除病灶，缓解症状，提高妊娠率，但子宫腺肌症的病灶边界不清又无包膜，故不宜将其全部切除，因此复发率较高。疼痛较轻者，可以药物治疗。

(三)手术治疗

手术的目的是切除病灶、恢复解剖。手术又分为保守性手术、半保守性手术及根治性手术。

1.保守性手术

保留患者的生育功能,手术尽量切除肉眼可见的病灶、剔除囊肿及分离粘连。适合年龄较轻、病情较轻又有生育要求者。

2.根治性手术

切除全子宫及双附件,以及所有肉眼可见的病灶。适合年龄 50 岁以上、无生育要求、症状重或者内异症复发经保守手术或药物治疗无效者。

3.半保守性手术

切除子宫,但保留卵巢。主要适合无生育要求、症状重或者复发经保守手术或药物治疗无效,但年龄较轻希望保留卵巢内分泌功能者。

手术后的复发率取决于病情的严重程度及手术的彻底性。彻底切除或剥除病灶后 2 年复发率大约为 21.5%,5 年复发率为 40%～50%。手术后使用 GnRHa 类药物可用于治疗切除不完全的 EMT 患者的疼痛,尤其是重度内异症者术后盆腔痛。对于术后想受孕的患者可以不使用该类药物,因为这并不能提高受孕率,而且还会因治疗耽搁怀孕。术后使用促排卵药物,争取术后早日怀孕。如果术后需要使用GnRH-a 类药物,注射第 3 支后 28 天复查 CA125 及 CA199,CA125 降至 15 U/mL 以下,CA199 降至20 U/mL以下,待月经复潮后可行 IUI 或 IVF-ET。

(四)药物治疗

药物治疗的目的是改善妊娠环境,获得妊娠和止痛。常用药物有以下几种。

1.假孕疗法

长期持续口服高剂量的雌、孕激素,抑制垂体促性腺激素(Gn)及卵巢性激素的分泌,造成无周期性的低雌激素状态,使患者产生一种高雄激素性的闭经,其所发生的变化与正常妊娠相似,故称为假孕疗法。各种口服避孕药和孕激素均可用来诱发假孕。

(1)口服避孕药:低剂量高效孕激素和炔雌醇的复合片,抑制排卵,下调细胞增殖,加强在位子宫内膜细胞凋亡,可有效安全地治疗 EMT 患者的痛经。长期连续或循环地使用是可靠的手术后用药,可避免或减少复发。通过阴道环给予雌、孕激素的方式治疗 EMT 相关疼痛效果及依从性良好。近年国外研究认为,避孕药疗效不差于 GnRHa,且经济、便捷、不良反应小,可作为术后的一类用药。

用法:每天 1 片,连续服 9～12 个月或 12 个月以上。服药期间如发生阴道突破性出血,每天增加 1 片直至闭经。

(2)孕激素类:①地诺孕素是一种睾酮衍生物,仅结合于孕激素受体以避免雌激素、雄激素或糖皮质激素活性带来的不良反应。在改善 EMT 相关疼痛方面,地诺孕素与 GnRHa 疗效相当。每天口服 2 mg,连续使用 52 周,对骨密度影响轻微。其安全耐受性很好,对血脂、凝血、糖代谢影响很小。给药方便,疗效优异,不良反应轻微。作为保守手术后的用药值得推荐。②炔诺酮5~7.5 mg/d(每片 0.625 mg),或醋酸甲羟孕酮(MPA)20~30 mg/d(每片 2 mg),连服 6 个月。如用药期间出现阴道突破性出血,可每天加服戊酸雌二醇片 1 mg,或已烯雌酚 0.25~0.5 mg。

由于炔诺酮、醋酸甲羟孕酮类孕激素疗效短暂,妊娠率低,复发率高,现临床上已较少应用。

2.假绝经疗法

使用药物阻断下丘脑 GnRHa 和垂体 Gn 的合成和释放,直接抑制卵巢激素的合成,以及有可能与靶器官性激素受体相结合,导致 FSH 和 LH 值低下,从而使子宫内膜萎缩,导致短暂闭经。不像绝经期后 FSH 和 LH 升高,故名假绝经疗法。常用药物有达那唑、孕三烯酮等。

(1)达那唑:是一种人工合成的 17α-乙炔睾酮衍生物,抑制 FSH 和 LH 峰,产生闭经,并直接与子宫内膜的雄激素和孕激素的受体结合,导致异位内膜腺体和间质萎缩、吸收而痊愈。

用法:月经第 1 天开始口服,每天 600~800 mg,分 2 次口服,连服 6 个月。或使用递减剂量,300 mg/d逐渐减至 100 mg/d 的维持剂量,作为 GnRHa 治疗后的维持治疗,治疗 1 年,能有效维持盆腔疼痛的缓解。

达那唑宫内节育器能有效缓解 EMT 有关的疼痛症状,且无口服时的不良反应。达那唑阴道环给药系统有效治疗深部浸润型 EMT 的盆腔疼痛,不良反应非常少见,可以作为术后长期维持治疗。

(2)孕三烯酮:是 19-去甲睾酮衍生物,有雄激素和抗雌孕激素作用,作用机制类似达那唑,疗效优于达那唑,不良反应较达那唑轻。其耐受性、安全性及疗效不如 GnRHa。

用法:月经第 1 天开始口服,每周 2 次,每次 2.5 mg,连服 6 个月。

3.其他药物

(1)他莫昔芬(三苯氧胺,TAM):是一种非甾体类的雌激素拮抗剂,可与雌激素竞争雌激素受体,降低雌激素的净效应,并可刺激孕激素的合成,而起到抑制雌激素作用,能使异位的子宫内膜萎缩,造成闭经,并能缓解因 EMT 引起的疼痛等症状。但 TAM 治疗中又可出现雌激素样作用,长期应用可引起子宫内

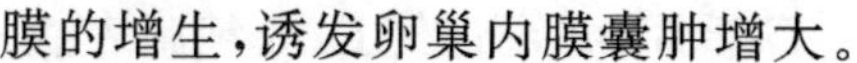

膜的增生，诱发卵巢内膜囊肿增大。

用法：每天 20～30 mg，分 2～3 次口服，连服 3～6 个月。

(2)米非司酮：能与黄体酮受体及糖皮质激素受体结合，下调异位和在位内膜的孕激素受体含量并抑制排卵，造成闭经，促进 EMT 病灶萎缩，疼痛缓解。

用法：月经第 1 天开始口服，每天 10～50 mg，连服 6 个月。

(3)有前景的药物：芳香化酶抑制剂类，如来曲唑、GnRHa-A 类药物西曲瑞克、基质金属蛋白酶抑制剂及抗血管生成治疗药物等。

4.免疫调节治疗

EMT 是激素依赖性疾病，性激素抑制治疗已广泛应用于临床并取得了一定的短期疗效，包括达那唑、GnRHa 和口服避孕药等。但是高复发率及长期使用产生的严重药物不良反应影响了后续治疗。研究表明 EMT 的形成和发展有免疫系统的参与，包括免疫监视的缺失，子宫内膜细胞对凋亡和吞噬作用的抵抗，以及对子宫内膜细胞有细胞毒性作用的 NK 细胞活性的降低。因此，免疫调节为 EMT 治疗开辟了新的途径。目前，以下几种药物在 EMT 治疗研究中获得了初步疗效。

(1)己酮可可碱：己酮可可碱是一种磷酸二酯酶抑制剂，既可以影响炎症调节因子的产生，也可以调节免疫活性细胞对炎症刺激的反应，近年来被认为可能对 EMT 有效而成为 EMT 免疫调节治疗的研究重点。己酮可可碱可以通过提高细胞内的环磷腺苷水平来减少炎症细胞因子的产生或降低其活性，如 TNF-α。此外还具有抑制 T 淋巴细胞和 B 淋巴细胞活化，降低 NK 细胞活性，阻断白细胞对内皮细胞的黏附等作用。研究发现己酮可可碱可以调节 EMT 患者腹膜环境的免疫系统功能，减缓子宫内膜移植物的生长，逆转过度活化的巨噬细胞，有效改善 EMT 相关的不孕。己酮可可碱不抑制排卵，对孕妇是安全的，适用于治疗与 EMT 相关的不孕症。

手术后使用己酮可可碱治疗轻度 EMT，800 mg/d，12 个月的妊娠率从 18.5%提高到 31%，可以明显减轻盆腔疼痛。但也有研究认为其并不能明显改善轻度到重度 EMT 患者的妊娠率，不能降低术后复发率。

(2)抗 TNF-α 治疗药物：TNF-α 是一种促炎症反应因子，是活化的巨噬细胞的主要产物，与 EMT 的形成和发展有关。EMT 患者腹腔液中 TNF-α 水平增高，并且其水平与 EMT 的严重程度相关。抗TNF-α治疗除了阻断 TNF-α 对靶细胞的作用外，还包括抑制 TNF-α 的产生。该类药物有己酮可可碱、英夫利昔单抗、依那西普、重组人 TNF 结合蛋白Ⅰ等。

(3)干扰素-α2b:干扰素-α能刺激NK细胞毒活性,并可促使CD8细胞表达。无论在体外实验或动物模型中,干扰素-α2b对于EMT的疗效均已得以证实。

(4)白细胞介素-12(IL-12):IL-12的主要作用是调节免疫反应的可适应性。IL-12可以作用于T淋巴细胞和NK细胞,从而诱导其他细胞因子的产生。其中产生的干扰素-γ可以进一步增强NK细胞对子宫内膜细胞的细胞毒性作用,以及促进辅助性T淋巴细胞反应的产生。小鼠腹腔内注射IL-12明显减小异位子宫内膜病灶的表面积和总重量。但目前缺乏临床试验证实其疗效。

(5)中药:中医认为扶正固本类中药多有免疫促进作用,有促肾上腺皮质功能及增强网状内皮系统的吞噬作用,增加T淋巴细胞的比值。活血化瘀类中药对体液免疫与细胞免疫均有一定的抑制作用,不仅能减少已生成的抗体,而且还抑制抗体形成,对已沉积的抗原抗体复合物有促进吸收和消除的作用,还有抗感染、降低毛细血管通透性等作用。由丹参、莪术、三七、赤芍等组方的丹莪妇康煎具有增强细胞免疫和降低体液免疫的双向调节作用,疗效与达那唑相似。由柴胡、丹参、赤芍、莪术、五灵脂组方的丹赤饮使33%的EMT患者局部体征基本消失,NK细胞活性升高。但是中药的具体免疫调节作用尚缺乏实验室证据的支持,且报道的临床疗效可重复性不强。

5.左炔诺孕酮宫内缓释系统(LNG-IUS,商品名曼月乐)

LNG-IUS直接减少病灶中的E_2受体,使E_2的作用减弱导致异位的内膜萎缩,子宫动脉阻力增加,减少子宫血流量,减少子宫内膜中前列腺素的产生,明显减少月经量,改善EMT患者的盆腔疼痛,缓解痛经症状。与GnRHa相比,LNG-IUS缓解EMT患者痛经疗效相当,减少术后痛经复发。不增加心血管疾病风险,且降低血脂,不引起低雌激素症状,没有减少骨密度的严重不良反应,可长期应用。不规则阴道流血发生率高于GnRHa。如果EMT患者需要长期治疗,可优先选择LNG-IUS,在提供避孕的同时,是治疗EMT、子宫腺肌病和慢性盆腔痛的有效、安全、便捷的治疗手段之一,尤其适用于合并有子宫腺肌症的EMT患者的长期维持治疗。

曼月乐含52 mg左炔诺孕酮,每天释放20 μg,可有效使用5年。

放置曼月乐一般选择在月经的7天以内,如果更换新的曼月乐可以在月经周期的任何时间。早孕流产后可以立即放置,产后放置应推迟到分娩后6周。

6.GnRHa

GnRHa是目前最受推崇、最有效的EMT治疗药物。连续使用GnRHa可下调垂体功能,造成药物暂时性去势及体内Gn水平下降、低雌激素状态:由于卵巢功能受抑制，产生相应低雌激素环境，使EMT病灶消退。目前常用的有长效制剂如进口的曲普瑞林、戈舍瑞林、布舍瑞林等，国产的长效制剂有亮丙瑞林（丽珠制药），短效制剂如丙氨瑞林（安徽丰原）。

(1)用法：长效制剂于月经第1天开始注射，每28天注射1/2～1支，注射3～6支，最多不超过6支。

(2)不良反应：主要为雌激素水平降低所引起的类似围绝经期综合征的表现，如潮热、多汗、血管舒缩不稳定、乳房缩小、阴道干燥等反应，占90%左右，一般不影响继续用药。严重雌激素减少，E_2＜734 pmol/L，可增加骨中钙的吸收，而发生骨质疏松。

(3)反向添加疗法(Add-back)：指联合应用GnRHa及雌、孕激素，使体内雌激素水平达到所谓"窗口剂量"，既不影响内异症的治疗，又可最大限度地减轻低雌激素的影响。其目的是减少血管收缩症状，以及长期使用GnRHa对于骨密度的损害。可以用雌、孕激素的联合或序贯方法。

用药方法：应用GnRHa 3个月后，联合应用以下药物。如：①GnRHa＋戊酸雌二醇片1～2 mg/d＋醋酸甲羟孕酮2～4 mg/d；②GnRHa＋戊酸雌二醇片1～2 mg/d＋炔诺酮5 mg/d。③GnRHa＋利维爱2.5 mg/d。

E_2阈值窗口概念：血清E_2在110～146 pmol/L为阈值窗口，在窗口期内可不刺激EMT病灶生长，亦能满足骨代谢和血管神经系统对雌激素的需求，故可适当添加激素维持雌激素阈值水平，减少不良反应。适当的反加不影响GnRHa疗效，且有效减少不良反应，延长用药时间。

(4)GnRHa反减治疗：以往采用GnRHa先足量再减量方法，近年有更合理的长间歇疗法，延长GnRH-a用药间隔时间至6周一次，共用4次，亦能达到和维持有效低雌激素水平，是经济有效且减少不良反应的给药策略，但其远期复发率有待进一步研究。

(五)药物与手术联合治疗

手术治疗可恢复正常解剖关系，去除病灶并同时分离粘连，但严重的粘连使病灶不能彻底清除，显微镜下和深层的病灶无法看到，术后的并发症有时难以避免。手术后的粘连是影响手术效果、导致不孕的主要原因。药物治疗虽有较好的疗效，但停药后短期内病变可能复发，致密的粘连妨碍药物到达病灶内而影响疗效。根据病情程度在手术前后药物治疗。术前应用GnRHa，在低雌激素作用下，腹腔内充血减轻，毛细血管充血和扩张均不明显，使粘连易于分离，卵巢异位瘤易于剥离，有利于手术的摘除，还可预防术后粘连形成。术后用1～2个月的药物,可以抑制手术漏掉的病灶,预防手术后的复发。

八、EMT 的复发与处理

EMT 复发指手术和规范药物治疗,病灶缩小或消失及症状缓解后,再次出现临床症状且恢复至治疗前水平或加重,或再次出现子宫内膜异位病灶。EMT 总体的复发率高达 50%以上,作为一种慢性活动疾病,无论给予什么治疗,患者总处于复发的危险之中,特别是年轻的、保守性手术者。实际上,难以区分疾病的再现或复发,还是再发展或持续存在,更难界定治疗后多长时间再出现复发。无论何种治疗都很难将异位灶清除干净,尤其是药物治疗。复发的生物学基础是异位内膜细胞可以存活并有激素的维持。这种异位灶可以很“顽强”,经过全期妊娠,已经萎缩的异位种植可能在产后 1 个月复发。亦有报道在经过卵巢抑制后 3 个星期,仅在激素替代 3 天即可再现病灶。复发的主要表现是疼痛及结节或包块的出现,80%于盆腔检查即可得知,超声扫描、血清 CA125 检查可助诊,最准确的复发诊断是腹腔镜检查。一般以药物治疗的复发率为高,1 年的复发率是 51.6%。保守性手术的每年复发率是 13.6%,5 年复发率是40%~50%。

EMT 复发的治疗基本遵循初治原则,但应个体化。如药物治疗后痛经复发,应手术治疗。手术后内异症复发可先用药物治疗,仍无效者应考虑手术治疗。如年龄较大、无生育要求且症状严重者,可行根治性手术。对于有生育要求者,未合并卵巢子宫内膜异位囊肿者,给予 GnRHa 3 个月后进行 IVF-ET。卵巢子宫内膜异位囊肿复发可进行手术或超声引导下穿刺,术后给予 GnRHa 3 个月后进行 IVF-ET。

第四章

产科疾病

第一节 产前出血

一、前置胎盘

妊娠28周后，胎盘附着于子宫下段，甚至胎盘下缘达到或覆盖宫颈内口，其位置低于胎先露部，称为前置胎盘。前置胎盘是妊娠晚期严重并发症，也是妊娠晚期阴道流血最常见的原因。其发病率国外报道为0.5％，国内报道为0.24％～1.57％。

（一）病因

目前尚不清楚，高龄初产妇（年龄＞35岁）、经产妇及多产妇、吸烟或吸毒妇女为高危人群。其病因可能与下述因素有关。

1.子宫内膜病变或损伤

多次刮宫、分娩、子宫手术史等是前置胎盘的高危因素。上述情况可损伤子宫内膜，引起子宫内膜炎或萎缩性病变，再次受孕时子宫蜕膜血管形成不良、胎盘血供不足，刺激胎盘面积增大延伸到子宫下段。前次剖宫产手术瘢痕可妨碍胎盘在妊娠晚期向上迁移，增加前置胎盘的可能性。据统计发生前置胎盘的孕妇，85％～95％为经产妇。

2.胎盘异常

双胎妊娠时胎盘面积过大，前置胎盘发生率较单胎妊娠高1倍；胎盘位置正常而副胎盘位于子宫下段接近宫颈内口；膜状胎盘大而薄，扩展到子宫下段，均可发生前置胎盘。

3.受精卵滋养层发育迟缓

受精卵到达子宫腔后，滋养层尚未发育到可以着床的阶段，继续向下游走到达子宫下段，并在该处着床而发育成前置胎盘。

(二)分类

根据胎盘下缘与宫颈内口的关系，将前置胎盘分为3类(图4-1)。

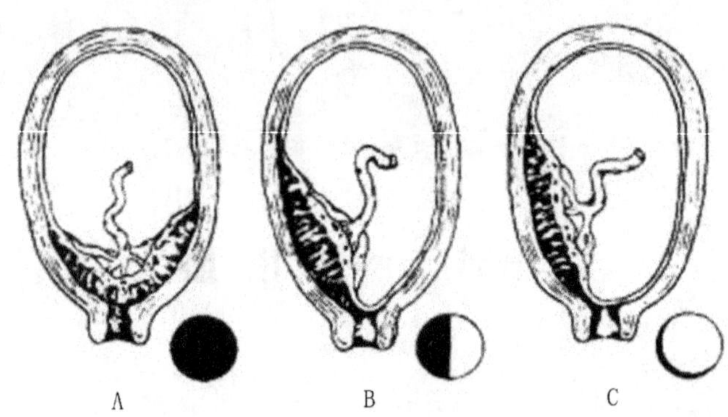

图4-1 前置胎盘的类型

A.完全性前置胎盘；B.部分性前置胎盘；C.边缘性前置胎盘

(1)完全性前置胎盘又称中央性前置胎盘，胎盘组织完全覆盖宫颈内口。

(2)部分性前置胎盘，宫颈内口部分为胎盘组织所覆盖。

(3)边缘性前置胎盘，胎盘附着于子宫下段，胎盘边缘到达宫颈内口，未覆盖宫颈内口。

胎盘位于子宫下段，与胎盘边缘极为接近，但未达到宫颈内口，称为低置胎盘。胎盘下缘与宫颈内口的关系可因宫颈管消失、宫口扩张而改变。前置胎盘类型可因诊断时期不同而改变，如临产前为完全性前置胎盘，临产后因口扩张而成为部分性前置胎盘。目前临床上均依据处理前最后一次检查结果来决定其分类。

(三)临床表现

1.症状

前置胎盘的典型症状是妊娠晚期或临产时，发生无诱因、无痛性反复阴道流血。妊娠晚期子宫下段逐渐伸展，牵拉宫颈内口，宫颈管缩短；临产后规律宫缩使宫颈管消失成为软产道的一部分。宫颈外口扩张，附着于子宫下段及宫颈内口的胎盘前置部分不能相应伸展而与其附着处分离，血窦破裂出血。前置胎盘出血前无明显诱因，初次出血量一般不多，剥离处血液凝固后，出血自然停止；也有初次即发生致命性大出血而导致休克的。由于子宫下段不断伸展，前置胎盘出血常反复发生，出血量也越来越多。阴道流血发生的迟早、反复发生次数、出血量多少与前置胎盘类型有关。完全性前置胎盘初次出血时间早，多在妊娠28周左右，称为“警戒性出血”。边缘性前置胎盘出血多发生于妊娠晚期或临产后，出血量较少。部分性前置胎盘的初次出血时间、出血量及反复出血次数，介于两者之间。

2.体征

患者一般情况与出血量有关，大量出血者呈现面色苍白、脉搏增快微弱、血压下降等休克表现。腹部检查：子宫软，无压痛，大小与妊娠周数相符。由于子宫下段有胎盘占据，影响胎先露部入盆，故胎先露高浮，易并发胎位异常。反复出血或一次出血量过多，使胎儿宫内缺氧，严重者胎死宫内。当前置胎盘附着于子宫前壁时，可在耻骨联合上方听到胎盘杂音。临产时检查见宫缩为阵发性，间歇期子宫完全松弛。

(四)处理原则

处理原则是抑制宫缩、止血、纠正贫血和预防感染。根据阴道流血量、有无休克、妊娠周数、胎位、胎儿是否存活、是否临产及前置胎盘类型等综合做出决定。

1.期待疗法

应在保证孕妇安全的前提下尽可能延长孕周，以提高围产儿存活率。适用于妊娠＜34周、胎儿体重＜2 000 g、胎儿存活、阴道流血量不多、一般情况良好的孕妇。

尽管国外有资料证明，前置胎盘孕妇的妊娠结局住院与门诊治疗并无明显差异，但我国仍应强调住院治疗。住院期间密切观察病情变化，为孕妇提供全面优质护理是期待疗法的关键措施。

2.终止妊娠

(1)终止妊娠指征：孕妇反复发生多量出血甚至休克者，无论胎儿成熟与否，为了母亲安全应终止妊娠；期待疗法中发生大出血或出血量虽少，但胎龄达孕36周以上，胎儿成熟度检查提示胎儿肺成熟者；胎龄未达孕36周，出现胎儿窘迫征象，或胎儿电子监护发现胎心异常者；出血量多。危及胎儿；胎儿已死亡或出现难以存活的畸形，如无脑儿。

(2)剖宫产：剖宫产可在短时间内娩出胎儿，迅速结束分娩，对母儿相对安全，是处理前置胎盘的主要手段。剖宫产指征应包括：完全性前置胎盘，持续大量阴道流血;部分性和边缘性前置胎盘出血量较多,先露高浮,短时间内不能结束分娩;胎心异常。术前应积极纠正贫血、预防感染等,备血,做好处理产后出血和抢救新生的准备。

(3)阴道分娩:边缘性前置胎盘、枕先露、阴道流血不多、无头盆不称和胎位异常,估计在短时间内能结束分娩者,可予试产。

二、胎盘早剥

20周以后或分娩期正常位置的胎盘在胎儿娩出前部分或全部从子宫壁剥离,称为胎盘早剥。胎盘早剥是妊娠晚期严重并发症,具有起病急、发展快特点,若处理不及时可危及母儿生命。胎盘早剥的发病率:国外为1%~2%,国内为0.46%~2.1%。

(一)病因

胎盘早剥确切的原因及发病机制尚不清楚,可能与下述因素有关。

1.孕妇血管病变

孕妇患严重妊娠期高血压疾病、慢性高血压、慢性肾脏疾病或全身血管病变时,胎盘早剥的发生率增高。妊娠合并上述疾病时,底蜕膜螺旋小动脉痉挛或硬化,引起远端毛细血管变性坏死甚至破裂出血,血液流至底蜕膜层与胎盘之间形成胎盘后血肿。致使胎盘与子宫壁分离。

2.机械性因素

外伤尤其是腹部直接受到撞击或挤压;脐带过短(<30 cm)或脐带围绕颈、绕体相对过短时,分娩过程中胎儿下降牵拉脐带造成胎盘剥离;羊膜穿刺时刺破前壁胎盘附着处,血管破裂出血引起胎盘剥离。

3.宫腔内压力骤减

双胎妊娠分娩时,第一胎儿娩出过速;羊水过多时,人工破膜后羊水流出过快,均可使宫腔内压力骤减,子宫骤然收缩,胎盘与子宫壁发生错位剥离。

4.子宫静脉压突然升高

妊娠晚期或临产后,孕妇长时间仰卧位,巨大妊娠子宫压迫下腔静脉,回心血量减少,血压下降。此时子宫静脉淤血、静脉压增高、蜕膜静脉床淤血或破裂,形成胎盘后血肿,导致部分或全部胎盘剥离。

5.其他高危因素

如高龄孕妇、吸烟、可卡因滥用、孕妇代谢异常、孕妇有血栓形成倾向、子宫肌瘤(尤其是胎盘附着部位肌瘤)等与胎盘早剥发生有关。有胎盘早剥史的孕妇

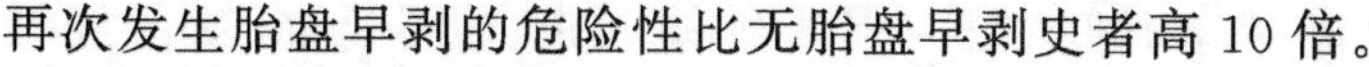

再次发生胎盘早剥的危险性比无胎盘早剥史者高10倍。

(二)分类及病理变化

胎盘早剥主要病理改变是底蜕膜出血并形成血肿，使胎盘从附着处分离。按病理类型，胎盘早剥可分为显性、隐性及混合性3种(图4-2)。若底蜕膜出血量少，出血很快停止，多无明显的临床表现，仅在产后检查胎盘时发现胎盘母体面有凝血块及压迹。若底蜕膜继续出血，形成胎盘后血肿，胎盘剥离面随之扩大，血液冲开胎盘边缘并沿胎膜与子宫壁之间经过颈管向外流出，称为显性剥离或外出血。若胎盘边缘仍附着于子宫壁或由于胎先露部同定于骨盆入口，使血液积聚于胎盘与子宫壁之间，称为隐性剥离或内出血。由于子宫内有妊娠产物存在，子宫肌不能有效收缩，以压迫破裂的血窦而止血，血液不能外流，胎盘后血肿越积越大，子宫底随之升高。当出血达到一定程度时，血液终会冲开胎盘边缘及胎膜外流，称为混合型出血。偶有出血穿破胎膜溢入羊水中成为血性羊水。

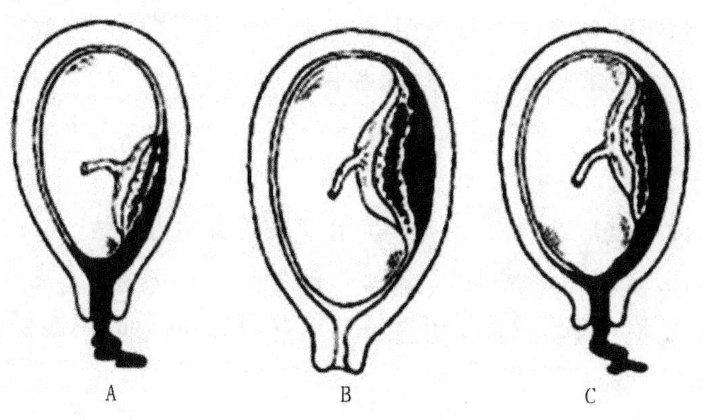

图4-2　胎盘早剥类型

A.显性剥离；B.隐性剥离；C.混合性剥离

胎盘早剥发生内出血时，血液积聚于胎盘与子宫壁之间，随着胎盘后血肿压力的增加，血液浸入子宫肌层，引起肌纤维分离、断裂甚至变性，当血液渗透至子宫浆膜层时，子宫表面现紫蓝色瘀斑，称为子宫胎盘卒中，又称为库弗莱尔子宫。有时血液还可渗入输卵管系膜、卵巢表面上皮下、阔韧带内。子宫肌层由于血液浸润、收缩力减弱，造成产后出血。

严重的胎盘早剥可以引发一系列病理生理改变。从剥离处的胎盘绒毛和蜕膜中释放大量组织凝血活酶，进入母体血循环，激活凝血系统，导致弥散性血管内凝血(DIC)，肺、肾等脏器的毛细血管内微血栓形成，造成脏器缺血和功能障碍。胎盘早剥持续时间越长，促凝物质不断进入母血，激活纤维蛋白溶解系统，产生大量的纤维蛋白原降解产物(FDP)，引起继发性纤溶亢进。发生胎盘早剥后，消耗大量凝血因子，并产生高浓度FDP，最终导致凝血功能障碍。

(三)临床表现

根据病情严重程度，Sher将胎盘早剥分为3度。

1.Ⅰ度

多见于分娩期，胎盘剥离面积小，患者常无腹痛或腹痛轻微，贫血体征不明显。腹部检查见子宫软，大小与妊娠周数相符，胎位清楚，胎心率正常。产后检查见胎盘母体面有凝血块及压迹即可诊断。

2.Ⅱ度

胎盘剥离面为胎盘面积1/3左右。主要症状为突然发生持续性腹痛、腰酸或腰背痛，疼痛程度与胎盘后积血量成正比。无阴道流血或流血量不多，贫血程度与阴道流血量不相符。腹部检查见子宫大于妊娠周数，子宫底随胎盘后血肿增大而升高。胎盘附着处压痛明显(胎盘位于后壁则不明显)，宫缩有间歇，胎位可扪及，胎儿存活。

3.Ⅲ度

胎盘剥离面超过胎盘面积1/2。临床表现较Ⅱ度重。患者可出现恶心、呕吐、面色苍白、四肢湿冷、脉搏细数、血压下降等休克症状，且休克程度大多与阴道流血量不成正比。腹部检查见子宫硬如板状，宫缩间歇时不能松弛，胎位扪不清，胎心消失。

(四)处理原则

纠正休克、及时终止妊娠是处理胎盘早剥的原则。患者入院时，情况危重、处于休克状态，应积极补充血容量，及时输入新鲜血液，尽快改善患者状况。胎盘早剥一旦确诊，必须及时终止妊娠。终止妊娠的方法根据胎次、早剥的严重程度、胎儿宫内状况及宫口开大等情况而定。此外，对并发症如凝血功能障碍、产后出血和急性肾衰竭等进行紧急处理。

第二节　妊娠时限异常

一、早产

(一)早产定义

1961 年 WHO 将早产(preterm birth,PTB)定义在孕龄 37 周以下终止者。1997 年美国妇产科医师学会将早产定义为妊娠 20～37 周分娩者。欧美国家普遍接受的早产孕周下限为 20～24 周。

目前我国采用的早产界定在发生于妊娠满 28 周但不足 37 周的分娩。自发性早产(spontaneous preterm birth,SPB)约占所有早产的 80%;因母胎疾病治疗需要终止妊娠者称医学指征性早产,约占所有早产的 20%。早产儿近期影响包括呼吸窘迫综合征、脑室内出血、支气管肺发育不全、动脉导管持续开放、早产儿视网膜病变、坏死性小肠结膜炎、呼吸暂停、高胆红素血症、低血糖、红细胞减少、视觉和听觉障碍等疾病。远期影响包括脑瘫、慢性肺部疾病、感知和运动障碍、视觉和听觉障碍、学习能力低下等。

(二)病因和发病机制

确切的早产病因和发病机制并不清楚。

1.感染

感染包括局部蜕膜-羊膜炎、细菌性阴道病、全身感染和无症状性菌尿等,以及非细菌性炎症反应。各种炎症通过启动蜕膜-羊膜细胞因子网络系统,增加前列腺素释放,导致早产。

2.母体紧张、胎儿窘迫及胎盘着床异常

母体或胎儿的下丘脑-垂体-肾上腺轴异常活跃,导致胎盘及蜕膜细胞分泌促肾上腺激素释放激素增加,雌激素增加,子宫对缩宫素敏感度增加。

3.蜕膜出血

蜕膜出血导致局部凝血酶及抗凝血酶Ⅲ复合物增加,启动局部细胞因子网络或蛋白分解酶网络或直接引发宫缩。

4.子宫过度膨胀

多胎妊娠,羊水过多,子宫畸形等。

(三)临床表现和诊断

早产分娩发生前可以历经先兆早产、早产临产和难免早产3个阶段。3个阶段主要是从临床方面的宫缩、宫颈变化和病程可否逆转来考虑,截然界限很难分清楚。

1.先兆早产

出现腹痛、腰酸,阴道流液、流血,宫缩≥6次/小时,宫颈尚未扩张,但经阴道B超测量CL≤2 cm,或为2~3 cm,同时胎儿纤维连接蛋白阳性者。

2.早产临产

宫缩≥6次/小时,宫颈缩短≥80%,宫颈扩张≥3 cm。

3.难免早产

早产临产进行性发展进入不可逆转阶段,如规律宫缩不断加强,子宫颈口扩张至4 cm或胎膜破裂,致早产不可避免者。

(四)处理

1.高危因素识别

于孕前、孕早期和产前检查时注意对高危因素的警觉,尤其注意叠加因素者。

(1)前次早产史:有早产史的孕妇再发早产风险比一般孕妇高2.5倍,前次早产越早,再次早产的风险越高。

(2)宫颈手术史:宫颈锥切、LEEP手术治疗、反复人工流产扩张宫颈等与早产有关。

(3)子宫畸形:子宫、宫颈畸形增加早产风险。

(4)孕妇年龄等:孕妇<17岁或>35岁,文化层次低、经济状况差或妊娠间隔短。

(5)孕妇体质:孕妇体质指数<19 kg/m^2,或孕前体重<50 kg,营养状况差,工作时间>80小时/周。

(6)妊娠异常:接受辅助生殖技术后妊娠、多胎妊娠、胎儿异常、阴道流血、羊水过多/过少者。

(7)妊娠期患病:孕妇患高血压病、糖尿病、甲状腺疾病、自身免疫病、哮喘等疾病,有腹部手术史,有烟酒嗜好或吸毒者。

(8)生殖器官感染:孕妇患细菌性阴道病、滴虫性阴道炎、衣原体感染、淋病、梅毒、尿路感染、严重的病毒感染、宫腔感染。

(9)宫颈缩短:妊娠 14～28 周,宫颈缩短。

(10)胎儿纤维连接蛋白阳性:妊娠 22～34 周,宫颈或阴道后穹隆分泌物检测胎儿纤维连接蛋白阳性。

(11)生活方式的改变:中国人西方化生活方式。

2.风险评估和预测

(1)妊娠前干预:对有早产史、复发性流产史者在孕前查找原因,必要时进行宫颈内口松弛状况检查。如有生殖系统畸形需要外科手术矫正。指导孕期规律产前检查。

(2)妊娠中检测:对疑似宫颈功能不全或存在早产风险因素者,对出现痛性或频繁无痛性子宫收缩、腹下坠或盆腔压迫感、月经样腹绞痛、阴道排液或出血及腰骶痛等症状时,应联合检测 CL 和胎儿纤维连接蛋白(fetal fibronectin, fFN)预测早产。CL ≤2.5 cm结合 fFN 阳性,48 小时内分娩者 7.9%,7 天内分娩者 13%,预测敏感性、特异性、阳性预测值、阴性预测值分别为 42%、97%、75%、91%。

3.一般处理

(1)早孕期 B 超检查确定胎龄、了解胎数(如果是双胎应了解绒毛膜性,如果能测 NT 则可了解胎儿非整倍体及部分重要器官畸形的风险)。

(2)对于有早产高危因素者,适时进行针对性预防。

(3)筛查和治疗无症状性菌尿。

(4)平衡饮食,合理增加妊娠期体重。

(5)避免吸烟饮酒、长时间站立和工作时间过长。

4.抗早产干预措施

(1)宫颈环扎术:宫颈环扎术对诊断宫颈功能不全者可于孕 13～14 周后行预防性宫颈环扎术;对于宫颈功能不全所致宫口开大或者胎膜突向阴道时的紧急治疗性环扎是有效的;对有早产史者,如果妊娠 24 周时 CL<2.5 cm 应进行宫颈环扎;对双胎、子宫发育异常、宫颈锥切者,宫颈环扎没有预防早产作用,但应在孕期注意监测。

(2)黄体酮的应用:预防早产的黄体酮包括天然黄体酮阴道栓(天然黄体酮凝胶每支90 mg、微粒化孕酮胶囊每粒 200 mg)和 17-α 羟孕酮(每支 250 mg,注射剂)。在单胎无早产史孕妇妊娠 24 周 CL<2 cm 时,应用天然黄体酮凝胶 90 mg或微粒化孕酮胶囊 200 mg 每天 1 次阴道给药,从 24 周开始至 36 周,能降低围产期死亡率。对单胎以前有早产史者,可应用 17-α 羟孕酮250 mg每天 1 次

肌内注射,从16～20周开始至36周。黄体酮使用总体安全,但有报道应用17-α羟孕酮可增加中期妊娠死胎风险,也增加妊娠糖尿病发病风险。

(3)宫缩抑制剂的应用:使用宫缩抑制剂的目的在于延迟分娩,完成促胎肺成熟治疗,以及为孕妇转诊到有早产儿抢救条件的医疗机构赢得时间。宫缩抑制剂只适用于先兆早产和早产临产者、胎儿能存活且无继续妊娠禁忌证者。当孕龄≥34周时,一般多不再推荐宫缩抑制剂应用。如果没有感染证据,应当对32周或34周以下PPROM患者使用宫缩抑制剂。

1)钙通道阻滞剂:作用机制是在子宫平滑肌细胞动作电位的复极阶段,选择性地抑制钙内流,使胞质内的钙减少,从而有效地减少子宫平滑肌收缩。常用药物是硝苯地平。不良反应:母体一过性低血压、潮红、头晕、恶心等;胎儿无明显不良反应。禁忌证:左心功能不全、充血性心力衰竭、血流动力学不稳定者。给药剂量:尚无一致看法,通常首剂量为20 mg,口服,90分钟后重复1次;或10～20 mg,口服,每20分钟1次,共3次,然后10～20 mg,每6小时1次,维持48小时。

2)β_2受体激动剂:通过作用于子宫平滑肌的β_2受体,启动细胞内的腺苷酸环化酶,使cAMP增加,降低肌浆蛋白轻链激酶的活性,细胞内钙离子浓度降低,平滑肌松弛。主要有利托君。母体不良反应较多,包括恶心、头痛、鼻塞、低钾、心动过速、胸痛、气短、高血糖、肺水肿,偶有心肌缺血等;胎儿及新生儿的不良反应包括心动过速、低血糖、低血钾、低血压、高胆红素,偶有脑室周围出血等。禁忌证:明显的心脏病、心动过速、糖尿病控制不满意、甲状腺功能亢进。用药剂量:利托君起始剂量为50～100 μg/min静脉滴注,每10分钟可增加剂量50 μg/min,至宫缩停止,最大剂量不超过350 μg/min,共48小时。用药过程中应观察心率及患者的主诉,必要时停止给药。

3)硫酸镁:从1969年开始,硫酸镁作为宫缩抑制剂应用于临床,产前使用硫酸镁可使早产儿脑瘫严重程度及发生率有所降低,有脑神经保护作用,故建议对32周前在使用其他宫缩抑制剂抗早产的同时加用硫酸镁。不良反应:恶心、潮热、头痛、视力模糊,严重者有呼吸、心跳抑制。应用硫酸镁过程中要注意呼吸>16次/分、尿量>25 mL、膝反射存在。否则停用,镁中毒时可静脉注射钙剂解救。给药方法与剂量:硫酸镁负荷剂量5～6 g,加入5%葡萄糖注射液100 mL中,30分钟滴完,此后,1～2 g/h维持,24小时不超过30 g。

4)前列腺素合成酶抑制剂:用于抑制宫缩的前列腺素合成抑制剂是吲哚米辛(非特异性环氧化酶抑制剂)。①母体不良反应:恶心、胃酸反流、胃炎等。

②胎儿不良反应:在妊娠 32 周前给药或使用时间不超过 48 小时,则不良反应很小,否则应注意羊水量、动脉导管有无狭窄或提前关闭。③禁忌证:血小板功能不良、出血性疾病、肝功能不良、胃溃疡、对阿司匹林过敏的哮喘。④给药方法:50 mg 口服,或 100 mg 阴道内或直肠给药,接着以 25 mg 每 4～6 小时给药1 次,用药时间不超过 48 小时。

5)催产素受体阻滞剂:阿托西班是一种选择性催产素受体阻滞剂,在欧洲应用较多。不良反应:阿托西班对母儿的不良反应轻微。无明确禁忌证。剂量:负荷剂量 6.75 mg,静脉注射,继之300 μg/min,维持 3 小时,接着 100 μg/h,直到 45 小时。

6)氧化亚氮(nitricoxide,NO)供体制剂:氧化亚氮为平滑肌松弛剂,硝酸甘油为 NO 的供体,用于治疗早产。硝酸甘油的头痛症状较其他宫缩抑制剂发生率要高,但是其他不良反应较轻。其不良反应主要是低血压。

(4)糖皮质激素促胎肺成熟:所有≤34 周,估计 7 天内可能发生早产者应当给予 1 个疗程的糖皮质激素治疗:倍他米松 12 mg,肌内注射,24 小时重复 1 次,共 2 次;地塞米松 6 mg,肌内注射,6 小时重复 1 次,共 4 次。如果 7 天前曾使用过 1 个疗程糖皮质激素未分娩,目前仍有 34 周前早产可能,重复 1 个疗程糖皮质激素可以改善新生儿结局。不主张超过 2 个疗程以上的给药。

(5)抗生素:对于胎膜完整的早产,预防性抗生素给药不能预防早产,除非分娩在即而下生殖道 GBS 阳性,应当用抗生素预防感染,否则不推荐预防性应用抗生素。

(6)联合治疗:早产临产者存在宫缩和宫颈的双重变化,既存在机械性改变又存在生物化学效应,单纯的宫缩抑制剂和单纯的宫颈环扎都不可能有效阻断病程,此时双重阻断突显重要性。此外注意针对病因和风险因素、诱发因素实施相应治疗。

二、过期妊娠

凡平时月经周期规则,妊娠达到或超过 42 周尚未临产者,称为过期妊娠。其发生率占妊娠总数的 3%～15%。

(一)诊断要点

1.计算预产期,准确核实孕周

(1)据末次月经推算预产期,详细询问平时月经变异情况,如果末次月经记不清楚或难以确定可根据:①基础体温推算出排卵日,再加 256～270 天。②根据早孕反应（孕 6 周时出现）时间加以估计。③妊娠早期曾做妇科检查者，按当时子宫大小推算。④孕妇初感胎动的周数×2，为预计可达足月分娩的周数（达 37 周）为足月。

（2）辅助检查：①连续 B 超下胎儿双顶径的测量及股骨长度以推测孕周。②宫颈黏液增多时间等。③妊娠初期血、尿 HCG 增高的时间推算孕周。

2.胎儿情况及胎盘功能检查

（1）胎儿储备里检查。①胎动计数：胎动计数＞30 次/12 小时为正常，12 小时内胎动次数累计少于 10 次或逐日下降超过 50%，提示胎儿缺氧。②胎儿电子监护仪检测：NST 或 OCT 实验。若胎心基线伴有轻度加速、早期减速、偶发变异减速，表示宫内缺氧，但胎儿有一定储备，如出现重度以上的加速表示宫内缺氢严重，低储备。

（2）胎盘功能检查。①尿雌三醇（E_3）的连续测定：24 小时尿雌三醇的值为 25 mg，即使过期仍可继续妊娠；＞15 mg，胎儿多数健康；＜10 mg，胎盘功能减退；2～6 mg，胎儿濒临死亡。②B 超检查：观察胎动、胎儿肌张力、胎儿呼吸运动及羊水量。胎盘成熟度Ⅲ级，羊水指数＜8 mm，胎儿活动呈现保护性抑制。③羊水形状检查：羊水量少，羊水指数＜8 mm，羊水浑浊，羊水脂肪细胞计数＜50%。阴道细胞涂片出现核致密的表层细胞。临产时胎儿头皮血 pH、PCO_2、PO_2、BE 的测定。④胎盘病理检查：25%～30%绒毛和血管正常，15%～20%仅有血管形成不足，但无缺血影响，另有 40%血液灌注不足而导致缺血，供氧不足。

（3）了解宫颈成熟：了解宫颈成熟对预测引产能否成功起重要作用。

（二）治疗要点

应力求避免过期妊娠的发生，争取在妊娠足月时处理。确诊过期妊娠后要及时终止妊娠。终止妊娠的方法应酌情而定。

孕妇妊娠 41 周应入院，严密观察胎心、胎动，检查胎盘功能，若无异常情况，待促宫颈成熟后引产。

1.引产

对确诊过期妊娠而无胎儿窘迫、无明显头盆不称、无妊娠并发症者，可引产。

（1）促宫颈成熟：妊娠满 41 周后，应常规行阴道检查进行 Bishop 评分，如＜7 分，可用催产素 2.5 U＋5%葡萄糖注射液 500 mL 静脉点滴，每天 1 次，连用 3 天，从 6～8 滴开始，逐渐增加滴速，调至 10 分钟内有 3 次宫缩；或用普拉睾酮 200 mg 溶于 5%葡萄糖注射液 20 mL，静脉缓慢注射，每天 1 次，连用 3 天，促宫

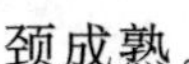

颈成熟。

(2)引产：对宫颈成熟，Bishop 评分＞7 分者引产成功率高。宫口未开或＜2 cm可人工破膜，形成前羊膜囊刺激宫缩。

(3)进入产程后，应间断吸氧、左侧卧休息。行胎心监护，注意羊水性状，如有胎儿窘迫，应及时做相应处理。

2.剖宫产

剖宫产指征如下。

(1)胎盘功能不良，胎儿储备力差，不能耐受宫缩者；引产失败。

(2)产程长，胎先露下降不满意或胎头定位异常。

(3)产程中出现胎儿窘迫。

(4)头盆不称。

(5)巨大胎儿。

(6)臀先露伴骨盆轻度狭窄。

(7)破膜后羊水少、黏稠、粪染，不能在短时间内结束分娩者。

(8)高龄初产妇。

(9)存在妊娠并发症及合并症，如糖尿病、重度子痫前期、慢性肾炎等。

3.新生儿抢救

过期妊娠时，由于胎儿在宫内排出胎粪的概率较高。因此，在分娩时要做好抢救准备，胎儿娩出后立即在直接喉镜指引下行气管插管吸出气管内容物，以减少胎儿胎粪吸入综合征的发生。过期儿病率和死亡率均增高，应及时发现和处理新生儿窒息、脱水、低血容量及代谢性酸中毒等并发症，因此，在分娩时，必须要求新生儿科医师一同行新生儿复苏抢救。

第三节　异位妊娠

正常妊娠时受精卵着床于子宫体腔内膜生长发育，若受精卵在子宫体腔以外着床称异位妊娠。异位妊娠根据受精卵种植的部位不同，分为输卵管妊娠、宫颈妊娠、卵巢妊娠、腹腔妊娠、阔韧带妊娠等，其中以输卵管妊娠最常见，占异位妊娠的 90%～95%。异位妊娠是妇产科常见的急腹症之一，发生率约为 1%，并有逐年增高的趋势，是孕产妇主要死亡原因之一，一直被视为是具有高度危险的妊娠早期并发症。

一、概述

输卵管妊娠是指受精卵在输卵管的某一部分着床并发育，其中壶腹部最多见，占 50%～70%，其次为峡部，占 25%～30%，伞部、间质部妊娠较少见。

二、病因

在正常情况下卵子在输卵管壶腹部受精，然后受精卵在输卵管内缓慢移动，经历 3～4 天的时间进入宫腔。任何因素促使受精卵运行延迟，干扰受精卵的发育、阻碍受精卵及时进入宫腔都可以导致输卵管妊娠。

(一)输卵管异常

输卵管异常包括结构和功能上的异常，是引起异位妊娠的主要原因。

1.慢性输卵管炎

输卵管管腔狭窄，呈通而不畅的状态，影响受精卵的正常运行。

2.输卵管发育异常

影响受精卵运送过程及着床。

3.输卵管手术

输卵管妊娠保守性治疗、输卵管整形术、输卵管吻合术等以后，均可引起输卵管妊娠。

4.输卵管周围疾病

不仅引起输卵管周围粘连，而且引起相关的内分泌异常、免疫异常，以及盆腔局部前列腺水平、巨噬细胞数量异常使输卵管痉挛、蠕动异常。

(二)受精卵游走

卵子在一侧输卵管受精，经宫腔进入对侧输卵管后着床(受精卵内游走)；或游走于腹腔内，被对侧输卵管捡拾(受精卵外游走)，由于游走时间较长，受精卵发育增大，故着床于对侧输卵管而形成输卵管妊娠。

(三)避孕失败

1.宫内节育器

一旦带器妊娠则输卵管妊娠的可能性增加。

2.口服避孕药

低剂量的纯孕激素不能有效地抑制排卵，却能影响输卵管的蠕动，可能引起输卵管妊娠。应用大剂量雌激素的事后避孕，如果避孕失败，输卵管妊娠的可能性增加。

(四)辅助生育技术

辅助生育技术如人工授精、促排卵药物的应用、体外受精-胚胎移植、配子输卵管移植等应用后，输卵管妊娠的危险性增加。有报道施行辅助生育技术后输卵管妊娠的发生率约为5%。

(五)其他

内分泌异常、精神紧张、吸烟等也可导致输卵管蠕动异常或痉挛而发生输卵管妊娠。

三、病理

(一)输卵管妊娠流产

其多见于妊娠8～12周输卵管壶腹部妊娠。受精卵逐渐长大向管腔膨出，以发育不良的蜕膜组织为主形成的包膜难以承受胚胎的膨胀张力，胚胎及绒毛自管壁附着处分离，落入管腔。由于比较接近伞端，通过逆蠕动挤入腹腔，则为输卵管完全流产，流血往往不多。如受精卵仅有部分剥离排出，部分绒毛仍残留管腔内，形成输卵管不全流产。

(二)输卵管妊娠破裂

其多见于输卵管峡部妊娠，少数发生于输卵管间质部妊娠。输卵管峡部管腔狭窄，故发病时间较早，多在妊娠6周左右。绒毛侵蚀输卵管后穿破管壁，胚胎由裂口流出。输卵管肌层血管丰富。因此输卵管妊娠破裂的内出血较输卵管妊娠流产者严重，可致休克。亦可反复出血在阔韧带、盆腔和腹腔内形成较大的血肿。输卵管间质部局部肌肉组织较厚，妊娠可达12～16周才发生输卵管破裂，此处血管丰富，一旦破裂出血极为严重，可危及生命。

输卵管妊娠流产或破裂患者中，部分患者未能及时治疗，由于反复腹腔内出血，形成血肿，以后胚胎死亡，内出血停止，血肿机化变硬，与周围组织粘连，临床上称陈旧性宫外孕。

四、临床表现

输卵管妊娠的临床表现与病变部位、有无流产或破裂、发病缓急及病程长短有关。典型临床表现包括停经、腹痛及阴道流血。

(一)症状

1.停经

除输卵管间质部妊娠停经时间较长外,多数停经6～8周。少数仅月经延迟数天,20%～30%的患者无明显停经史,将异位妊娠时出现的不规则阴道流血误认为月经,或由于月经过期仅数天而不认为是停经。

2.腹痛

95%以上的患者以腹痛为主诉就诊。输卵管妊娠未发生流产或破裂前由于胚胎生长使输卵管膨胀而产生一侧下腹部隐痛或胀痛。当发生输卵管妊娠流产或破裂时,突感一侧下腹部撕裂样疼痛,常伴有恶心、呕吐。内出血积聚在子宫直肠陷凹,刺激直肠产生肛门坠胀感,进行性加重。随着病情的发展,疼痛可扩展至整个下腹部,甚至引起胃部疼痛或肩部放射性疼痛。血液刺激横膈,可出现肩胛部放射痛。

3.阴道流血

多为不规则点滴状流血,量较月经少,色暗红,5%的患者阴道流血量较多。流血可发生在腹痛出现前,也可发生在其后。阴道流血表明胚胎受损或已死亡,导致HCG下降,卵巢黄体分泌的激素难以维持蜕膜生长而发生剥离出血,一般在异位妊娠病灶去除后才能停止。也有无阴道流血者。

4.晕厥与休克

其发生与内出血的速度和量有关。出血越多越快症状出现越迅速越严重。由于骤然内出血及剧烈腹痛,患者常感头晕眼花,恶心呕吐,心慌,并出现面色苍白,四肢发冷乃至晕厥,诊治不及时将死亡。

(二)体征

1.一般情况

内出血较多者呈贫血貌。大量出血时脉搏细速,血压下降。体温一般正常,休克患者体温略低。病程长、腹腔内血液吸收时可有低热。如合并感染,则体温可升高。

2.腹部检查

一旦发生内出血,腹部多有明显压痛及反跳痛,尤以下腹患侧最为显著,但腹肌紧张较轻。腹部叩诊可有移动性浊音,内出血多时腹部丰满膨隆。

3.盆腔检查

阴道内可有来自宫腔的少许血液,子宫颈着色可有可无,停经时间较长未发生内出血的患者子宫变软，但增大不明显，部分患者可触及膨胀的输卵管，伴有轻压痛。一旦发生内出血宫颈有明显的举痛或摇摆痛，此为输卵管妊娠的主要体征之一，是因加重对腹膜的刺激所致。内出血多时后穹隆饱满触痛，子宫有漂浮感。血肿多位于子宫后侧方或子宫直肠陷凹处，其大小、形状、质地常有变化，边界可不清楚。病程较长时血肿与周围组织粘连形成包块，机化变硬，边界逐渐清楚，当包块较大、位置较高时可在下腹部摸到压痛的肿块。

五、诊断要点

根据上述临床表现，有典型破裂症状和体征的患者诊断并不困难，无内出血或症状不典型者则容易被忽略或误诊。当诊断困难时，可采用以下辅助诊断方法。

（一）妊娠试验

β-HCG 测定是早期诊断异位妊娠的重要方法，动态监测血 HCG 的变化，对诊断或鉴别宫内或宫外妊娠价值较大。由于异位妊娠时，患者体内的 β-HCG 水平较宫内妊娠低，正常妊娠时血 β-HCG 的倍增在 48 小时上升 60％以上，而异位妊娠 48 小时上升＜50％。采用灵敏度较高的放射免疫法测定血 β-HCG，该实验可进行定量测定，对保守治疗的效果评价具有重要意义。

（二）超声诊断

超声诊断已成为诊断输卵管妊娠的重要方法之一。输卵管妊娠的声像特点：①子宫内不见妊娠囊，内膜增厚；②宫旁一侧可见边界不清、回声不均匀的混合性包块，有时可见宫旁包块内有妊娠囊、胚芽及原始血管搏动，为输卵管妊娠的直接证据；③子宫直肠陷凹处有积液。由于子宫内有时可见假妊娠囊，易误诊为宫内妊娠。

（三）阴道后穹隆穿刺术或腹腔穿刺术

阴道后穹隆穿刺术或腹腔穿刺术是简单可靠的诊断方法，适用于疑有腹腔内出血的患者。由于子宫直肠陷凹是盆腔的最低点，少量出血即可积聚于此，当疑有内出血时，可用穿刺针经阴道后穹隆抽吸子宫直肠陷凹，若抽出物为陈旧性血液或暗红色血液放置 10 分钟左右仍不凝固，则内出血诊断较肯定。内出血量少，血肿位置较高，子宫直肠陷凹有粘连时，可能抽不出血，故穿刺阴性不能否定输卵管妊娠的存在。如有移动性浊音，亦可行腹腔穿刺术。

（四）腹腔镜检查

适用于早期病例及诊断困难者。大量内出血或休克患者禁用。近年来，腹腔镜在异位妊娠中的应用日益普及，不仅可用于诊断，而且可用于治疗。

(五)子宫内膜病理检查

目前很少依靠诊刮协助诊断，只是对阴道流血较多的患者用于止血并借此排除宫内妊娠。病理切片中见到绒毛，可诊断为宫内妊娠，仅见蜕膜未见绒毛有助于诊断异位妊娠。

六、治疗方案

输卵管妊娠的治疗方法有手术治疗和非手术治疗，根据病情缓急，采取相应处理。内出血多，出现休克时，应快速备血、建立静脉通道、输血、吸氧等休克治疗，并立即进行手术。快速开腹后，迅速以卵圆钳钳夹患侧输卵管病灶，暂时控制出血，同时快速输血、输液，纠正休克，清除腹腔积血，后视病变情况采取根治性或保守性手术方式。对于无内出血或仅有少量内出血、无休克、病情较轻的患者，可采用药物治疗或手术治疗。近年来，由于阴道超声检查、血 β-HCG 水平测定的广泛应用，80%的异位妊娠可以在未破裂前得到诊断，早期诊断给保守治疗创造了条件。因此，目前处理更多地趋向于保守性治疗，腹腔镜微创技术和药物治疗已成为输卵管妊娠治疗的主流。

(一)手术治疗

手术治疗是输卵管妊娠的主要治疗方法。如有休克，应在抗休克治疗的同时尽快手术，手术方式可开腹进行，也可在腹腔镜下进行。

1.根治性手术

对无生育要求的输卵管妊娠破裂者，可行患侧输卵管切除。开腹后迅速找到出血点，立刻钳夹止血，再进行患侧输卵管切除术，尽可能保留卵巢。腹腔镜下可以使用双极电凝、单极电凝及超声刀等切除输卵管。输卵管间质部妊娠手术应作子宫角部楔形切除及患侧输卵管切除，必要时切除子宫。

休克患者应尽量缩短手术时间。腹腔游离血多者可回收进行自体输血，但要求此类患者：①停经＜12 周，胎膜未破；②内出血＜24 小时；③血液未受污染；④镜检红细胞破坏率＜30%。回收血操作时应严格遵守无菌原则，如无自体输血设备，每 100 mL 血液加 3.8%枸橼酸钠 10 mL(或肝素 600 U)抗凝，经 8 层纱布过滤后回输。为防止枸橼酸中毒，每回输 400 mL 血液，应补充 10%葡萄糖酸钙 10 mL。

2.保守性手术

主要用于未产妇，以及生育能力较低但又需保留其生育能力的妇女。包括：

①年龄<35 岁,无健康子女存活,或一侧输卵管已被切除;②患者病情稳定,出血不急剧,休克已纠正;③输卵管无明显炎症、粘连,无大范围输卵管损伤者。

手术仅清除妊娠物而保留输卵管。一般根据病变累及部位及其损伤程度选择术式,包括:输卵管伞端妊娠物挤出、输卵管切开妊娠物清除、输卵管造口(开窗)妊娠物清除及输卵管节段切除端端吻合。①输卵管伞端妊娠物挤出术:伞部妊娠可挤压妊娠物自伞端排出,易导致持续性异位妊娠,应加以注意;②输卵管线形切开术(开窗造口术):切开输卵管取出胚胎后缝合管壁,是一种最适合输卵管妊娠的保守性手术。适应证:患者有生育要求,生命体征平稳;输卵管的妊娠囊直径<6 cm;输卵管壶腹部妊娠者更适宜。禁忌证:输卵管妊娠破裂大出血,患者明显呈休克状态者。腹腔镜下可于局部注射稀释的垂体后叶素盐水或肾上腺素盐水,电凝切开的膨大部位,然后用电针切开输卵管 1 cm 左右,取出妊娠物,检查输卵管切开部位有无渗血,用双极电凝止血,切口可不缝合或仅缝合一针;③输卵管节段切除端端吻合术:峡部妊娠则可切除病灶后再吻合输卵管,操作复杂,效果不明确,临床很少用。

对于输卵管妊娠行保守性手术,若术中未完全清除囊胚,或残留有存活的滋养细胞而继续生长,导致术后发生持续性异位妊娠风险增加。术后需 β-HCG 严密随访,可结合 B 超检查。治疗以及时给予 MTX 化疗效果较好,如有腹腔大量内出血,需行手术探查。

(二)药物治疗

一些药物抑制滋养细胞,促使妊娠物最后吸收,避免手术及术后的并发症。

1.适应证与禁忌证

(1)适应证:①无药物治疗禁忌证;②患者生命体征平稳无明显内出血情况;③输卵管妊娠包块直径≤4 cm;④血 β-HCG<2 000 IU/L。输卵管妊娠保守性手术失败:输卵管开窗术等保守性手术后 4%~10%患者可能残留绒毛组织,异位妊娠持续存在,药物治疗可避免再次手术。

(2)禁忌证:患者如出现明显的腹痛已非早期病例,腹痛与异位包块的张力,出血对腹膜的刺激,以及输卵管排异时的痉挛性收缩有关,常是输卵管妊娠破裂或流产的先兆;如 B 超已观察到有胎心,不宜药物治疗;有认为血 β-HCG <5 000 IU/L均可选择药物治疗,但 β-HCG 的水平反映了滋养细胞增殖的活跃程度,随其滴度升高,药物治疗失败率增加;严重肝肾疾病或凝血机制障碍为禁忌证。

(3)目前药物治疗异位妊娠主要适用于早期输卵管妊娠,要求保留生育能力的年轻患者。

2.具体治疗

(1)甲氨蝶呤(MTX)治疗:MTX为药物治疗首选。①MTX口服:0.4 mg/kg,每天1次,5天为1个疗程。目前仅用于保守性手术治疗失败后持续性输卵管妊娠的辅助治疗。②MTX肌内注射:单次给药,剂量为50 mg/m^2,肌内注射1次,可不加用四氢叶酸,成功率达87%以上;分次给药,MTX 0.4 mg/kg,肌内注射,每天1次,共5次。③局部注射:局部注射具有用量小、疗效高、可提高局部组织的MTX浓度,有利于杀胚和促进胚体吸收等优点。可采用在B超引导下穿刺,将MTX直接注入输卵管的妊娠囊内;也可在腹腔镜直视下穿刺输卵管妊娠囊,吸出部分囊液后,将MTX 10～50 mg注入其中,适用于未破裂输卵管,血肿直径≤3 cm,血β-HCG≤2 000 IU/mL者;或在宫腔镜直视下,经输卵管开口向间质部内注射MTX,MTX 10～30 mg稀释于生理盐水2 mL中,经导管注入输卵管内。

监测指标:用药后2周内,宜每隔3天复查β-HCG及B超。β-HCG呈下降趋势并3次阴性,症状缓解或消失,包块缩小为有效。若用药后一周β-HCG下降15%～25%、B超检查无变化,可考虑再次用药。β-HCG下降<15%,症状不缓解或反而加重,或有内出血,应考虑手术治疗。用药后5周,β-HCG也可为低值(<15 mIU/mL),也有至用药15周以上者血β-HCG才降至正常,故用药2周后应每周复查β-HCG,直至降至正常范围。

MTX的药物效应:①反应性血β-HCG升高。用药后1～3天半数患者血β-HCG升高,4～7天时下降。②反应性腹痛。用药后1周左右,约半数患者出现一过性腹痛,多于4～12小时内缓解,可能系输卵管妊娠流产所致,应仔细鉴别,不要误认为是治疗失败。③附件包块增大,约50%患者存在。④异位妊娠破裂。与血β-HCG水平无明显关系,应及时发现,及时手术。

MTX的药物不良反应:MTX全身用药不良反应发生率在10%～50%。主要表现在消化系统和造血系统,有胃炎、口腔炎、转氨酶升高、骨髓抑制等。多次给药不良反应高于单次给药,局部用药则极少出现上述反应。MTX对输卵管组织无伤害,治疗后输卵管通畅率达75%。

(2)氟尿嘧啶治疗:氟尿嘧啶是对滋养细胞极为敏感的化疗药物。在体内转变成氟尿嘧啶脱氧核苷酸,抑制脱氧胸苷酸合成酶,阻止脱氧尿苷酸甲基化转变为脱氧胸苷酸,从而干扰DNA的生物合成,致使滋养细胞死亡。

局部注射给药途径同MTX,可经宫腔镜、腹腔镜或阴道超声引导注射,剂量为全身用药量的 1/4 或 1/5,1 次注射氟尿嘧啶 250 mg。宫腔镜下行输卵管插管,注入氟尿嘧啶可使药物与滋养细胞直接接触,最大限度地发挥其杀胚胎作用。此外由于液压的机械作用,药液能有效地渗入输卵管壁和滋养层之间,促进滋养层的剥离,细胞坏死和胚胎死亡。氟尿嘧啶虽可杀死胚胎,但对输卵管的正常组织却无破坏作用,病灶吸收后可保持输卵管通畅。

(3)其他药物治疗:①米非司酮为黄体期黄体酮受体拮抗剂,可抑制滋养层发育,用法不一,口服25～100 mg/d,共 3～8 天或 25 毫克/次,每天 2 次,总量 150 mg 或 200～600 mg 1 次服用。②局部注射前列腺素,尤其是 $PGF_{2\alpha}$,能增加输卵管的蠕动及输卵管动脉痉挛,是一种溶黄体剂,使黄体产生的孕酮减少,可在腹腔镜下将 $PGF_{2\alpha}$0.5～1.5 mg 注入输卵管妊娠部位和卵巢黄体部位治疗输卵管妊娠,如用量大或全身用药,易产生心血管不良反应。③氯化钾相对无不良反应,主要作用于心脏,可引起心脏收缩不全和胎儿死亡,可用于有胎心搏动的异位妊娠的治疗及宫内宫外同时妊娠,保留宫内胎儿。④高渗葡萄糖局部注射,引起局部组织脱水和滋养细胞坏死,进而使妊娠产物吸收。

(4)中医采用活血化瘀、消癥杀胚药物,也有一定疗效。

(三)期待疗法

少数输卵管妊娠可能发生自然流产或溶解吸收自然消退,症状较轻无须手术或药物治疗。适应证:①无临床症状或症状轻微;②随诊可靠;③输卵管妊娠包块直径<3 cm;④血 β-HCG <1 000 IU/L,且持续下降;⑤无腹腔内出血。

无论药物治疗还是期待疗法,必须严格掌握指征,治疗期间密切注意临床表现、生命体征,连续测定血β-HCG、B 超、血红蛋白含量和红细胞计数。如连续 2 次血 β-HCG 不下降或升高,不宜观察等待,应积极处理。个别病例血 β-HCG 很低时仍可能破裂,需警惕。

输卵管间质部妊娠、严重腹腔内出血、保守治疗效果不佳均应及早手术。手术治疗和非手术治疗均应注意合理使用抗生素。

(四)输卵管妊娠治疗后的生殖状态

1.生育史

既往有生育力低下或不孕史者,输卵管妊娠治疗后宫内妊娠率为 37%～42%,再次异位妊娠率增加 8%～18%。

2.对侧输卵管情况

对侧输卵管健康者,术后宫内妊娠率和再次异位妊娠率分别为 75%和 9%

左右，对侧输卵管有粘连或损伤者为41%～56%和13%～20%。

3.开腹手术和腹腔镜手术

近年大量研究表明，两者对异位妊娠的生殖状态没有影响。

4.输卵管切除与输卵管保留手术

输卵管保守性手术(线形切开、造口、开窗术、妊娠物挤除)，存在持续性异位妊娠发生率为5%～10%。

第四节　脐带异常

脐带是胎儿与母体进行物质和气体交换的唯一通道。若脐带发生异常(包括脐带过短、缠绕、打结、扭转及脱垂等)，可使胎儿血供受限或受阻，导致胎儿窘迫，甚至胎儿死亡。

一、脐带长度异常

脐带的长度个体间略有变化，足月时平均长度为55～60 cm，特殊的脐带长度异常病例，长度最小几乎为无脐带，最长为300 cm。正常长度为30～100 cm。脐带过长经常会出现脐带血管栓塞及脐带真结，同时脐带过长也容易出现脐带脱垂。短于30 cm为脐带过短。妊娠期间脐带过短并无临床征象。进入产程后，由于胎先露部下降，脐带被拉紧使胎儿血循环受阻出现胎儿窘迫或造成胎盘早剥和子宫内翻，也可引起产程延长。若临产后疑有脐带过短，应抬高床脚改变体位并吸氧，胎心无改善应尽快行剖宫产术。

通过动物实验及人类自然分娩的研究，似乎支持这样一个论点：脐带的长度及羊水的量和胎儿的运动呈正相关，并受其影响。Miller等证实：当羊水过少造成胎儿活动受限或因胎儿肢体功能障碍导致活动减少时会使得脐带的长度略微缩短。脐带过长似乎是胎儿运动时牵拉脐带及脐带缠绕的结果。Soernes和Bakke报道臀位先露者脐带长度较头位者短大约5 cm。

二、脐带缠绕

脐带围绕胎儿颈部、四肢或躯干者称为脐带缠绕。约90%为脐带绕颈，Kan及Eastman等研究发现脐带绕颈1周者居多，占分娩总数的21%，而脐带绕颈3周发生率为0.2%。其发生原因和脐带过长、胎儿过小、羊水过多及胎动过频等有关。脐带绕颈1周需脐带20 cm左右。对胎儿的影响与脐带缠绕松紧、缠绕周数及脐带长短有关。脐带缠绕可出现以下临床特点。①胎先露部下降受阻：由于脐带缠绕使脐带相对变短，影响胎先露部入盆，或可使产程延长或停滞。②胎儿宫内窘迫：当缠绕周数过多、过紧时或宫缩时，脐带受到牵拉，可使胎儿血循环受阻，导致胎儿宫内窘迫。③胎心监护：胎心监护出现频繁的变异减速。④彩色超声多普勒检查：可在胎儿颈部找到脐带血流信号。⑤B型超声检查：脐带缠绕处的皮肤有明显的压迹，脐带缠绕1周者为U形压迫，内含一小圆形衰减包块，并可见其中小短光条；脐带缠绕2周者，皮肤压迹为W形，其上含一带壳花生样衰减包块，内见小光条；脐带缠绕3周或3周以上，皮肤压迹为锯齿状，其上为一条衰减带状回声。当产程中出现上述情况，应高度警惕脐带缠绕，尤其当胎心监护出现异常，经吸氧、改变体位不能缓解时，应及时终止妊娠。临产前B型超声诊断脐带缠绕，应在分娩过程中加强监护，一旦出现胎儿宫内窘迫，及时处理。值得庆幸的是，脐带绕颈不是胎儿死亡的主要原因。Hankins等研究发现脐带绕颈的胎儿与对照胎儿对比出现更多的轻度或严重的胎心变异减速，他们的脐带血pH也偏低，但是并没有发现新生儿病理性酸中毒。

三、脐带打结

脐带打结分为假结和真结两种。脐带假结是指脐静脉较脐动脉长，形成迂曲似结或由于脐血管较脐带长，血管卷曲似结。假结一般不影响胎儿血液循环，对胎儿危害不大。脐带真结是由于脐带缠绕胎体，随后胎儿又穿过脐带套环而成真结，Spellacy等研究发现，真结的发生率为1.1%。真结在单羊膜囊双胎中发生率更高。真结一旦影响胎儿血液循环，在妊娠过程中出现胎儿宫内生长受限，真结过紧可造成胎儿血循环受阻，严重者导致胎死宫内，多数在分娩后确诊。围产期伴发脐带真结的产妇其胎儿死亡率为6%。

四、脐带扭转

胎儿活动可使脐带顺其纵轴扭转呈螺旋状，生理性扭转可达6～11周。若脐带过度扭转呈绳索样，使胎儿血循环缓慢，导致胎儿宫内缺氧，严重者可致胎儿血循环中断造成胎死宫内。已有研究发现脐带高度螺旋化与早产发生率的增加有关。妇女滥用可卡因与脐带高度螺旋化有关。

五、脐带附着异常

脐带通常附着于胎盘胎儿面的中心或其邻近部位。脐带附着在胎盘边缘者，称为球拍状胎盘，发现存在于7%的足月胎盘中。胎盘分娩过程中牵拉可能断裂，其临床意义不大。

脐带附着在胎膜上，脐带血管如船帆的缆绳通过羊膜及绒毛膜之间进入胎盘者，称为脐带帆状附着。因为脐带血管在距离胎盘边缘一定距离的胎膜上分离，它们与胎盘接触部位仅靠羊膜的折叠包裹，如胎膜上的血管经宫颈内口位于胎先露前方时，称为前置血管。在分娩过程中，脐带边缘附着一般不影响母体和胎儿生命，多在产后胎盘检查时始被发现。前置血管对于胎儿存在明显的潜在危险性，若前置血管发生破裂，胎儿血液外流，出血量达200～300 mL，即可导致胎儿死亡。阴道检查可触及有搏动的血管。产前或产时任何阶段的出血都可能存在前置血管及胎儿血管破裂。若怀疑前置血管破裂，一个快速、敏感的方法是取流出的血液做涂片，找到有核红细胞或幼红细胞并有胎儿血红蛋白，即可确诊。因此，产前做B型超声检查时，应注意脐带和胎盘附着的关系。

六、脐带先露和脐带脱垂

胎膜未破时脐带位于胎先露部前方或一侧称为脐带先露，也称隐性脐带脱垂。胎膜破裂后，脐带脱出于宫颈口外，降至阴道甚至外阴，称为脐带脱垂。脐带脱垂是一种严重威胁胎儿生命的并发症，须积极预防。

七、单脐动脉

正常脐带有两条脐动脉，一条脐静脉。如只有一条脐动脉，称为单脐动脉。Bryan和Kohler通过对20 000个病例研究发现，143例婴儿为单脐动脉，发生率为0.72%，单脐动脉婴儿重要器官畸形率为18%，生长受限发生率为34%，早产儿发生率为17%。他们随后又发现在90例单脐动脉婴儿中先前未认识的畸形有10例。Leung和Robson发现在合并糖尿病、癫痫、子痫前期、产前出血、羊水过少、羊水过多的孕妇其新生儿中单脐动脉发生率相对较高。在自发性流产胎儿中更易发现单脐动脉。Pavlopoulos等发现在这些胎儿中，肾发育不全、肢体短小畸形、空腔脏器闭锁畸形发生率增高，提示有血管因素参与其中。

第五节　胎儿窘迫

胎儿在宫内有缺氧征象危及胎儿健康和生命者，称为胎儿窘迫。胎儿窘迫

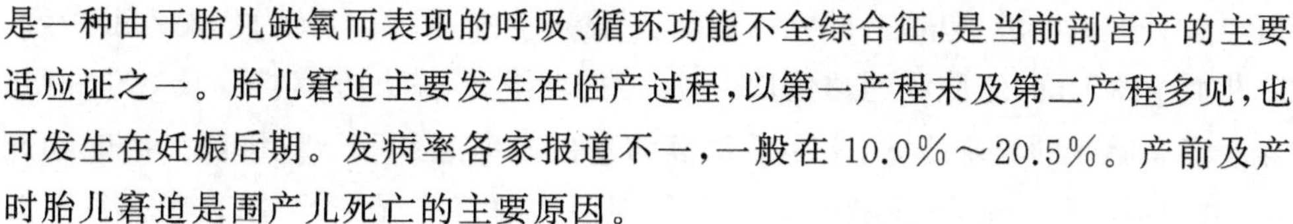

是一种由于胎儿缺氧而表现的呼吸、循环功能不全综合征，是当前剖宫产的主要适应证之一。胎儿窘迫主要发生在临产过程，以第一产程末及第二产程多见，也可发生在妊娠后期。发病率各家报道不一，一般在10.0%～20.5%。产前及产时胎儿窘迫是围产儿死亡的主要原因。

一、病因

通过子宫胎盘循环，母体将氧输送给胎儿，CO_2从胎儿排入母体，在输送交换过程中某一环节出现障碍，均可引起胎儿窘迫。

(一)母体血氧含量不足

母体血氧含量不足：如产妇患严重心肺疾病或心肺功能不全、妊娠期高血压疾病、高热、重度贫血、失血性休克、仰卧位低血压综合征等，均使母体血氧含量降低，影响对胎儿的供氧。导致胎儿缺氧的母体因素：①微小动脉供血不足，如妊娠期高血压疾病等。②红细胞携氧量不足，如重度贫血、一氧化碳中毒等。③急性失血。如前置胎盘、胎盘早剥等。④各种原因引起的休克与急性感染发热。⑤子宫胎盘血运受阻，如急产或不协调性子宫收缩乏力等，缩宫素使用不当引起过强宫缩；产程延长，特别是第二产程延长；子宫过度膨胀，如羊水过多和多胎妊娠；胎膜早破等。

(二)胎盘、脐带因素

脐带和胎盘是母体与胎儿间氧及营养物质的输送传递通道，其功能障碍必然影响胎儿获得所需氧及营养物质。常见胎盘功能低下：妊娠期高血压疾病、慢性肾炎、过期妊娠、胎盘发育障碍(过小或过大)、胎盘形状异常(膜状胎盘、轮廓胎盘等)和胎盘感染、胎盘早剥等。常见有脐带血运受阻：如脐带脱垂、脐带绕颈、脐带打结引起母儿间循环受阻。

(三)胎儿因素

严重的心血管疾病、呼吸系统疾病、胎儿畸形、母儿血型不合、胎儿宫内感染、颅内出血、颅脑损伤等。

二、病理生理

胎儿血氧降低、二氧化碳蓄积出现呼吸性酸中毒。初期通过自主神经反射，兴奋交感神经，肾上腺儿茶酚胺及皮质醇分泌增多，血压上升及心率加快。若继续缺氧，则转为兴奋迷走神经，胎心率减慢。缺氧继续发展，刺激肾上腺增加分泌，再次兴奋交感神经，胎心由慢变快，说明胎儿已处于代偿功能极限，提示为病情严重。无氧糖酵解增加，导致丙酮酸、乳酸等有机酸增加，转为代谢性酸中毒，胎儿血 pH 下降，细胞膜通透性加大，胎儿血钾增加，胎儿在宫内呼吸运动加强，导致混有胎粪的羊水吸入，出生后延续为新生儿窒息及吸入性肺炎。肠蠕动亢进，肛门括约肌松弛，胎粪排出。若在孕期慢性缺氧情况下，可出现胎儿发育及营养不正常，形成胎儿宫内发育迟缓，临产后易发生进一步缺氧。

三、临床表现

根据胎儿窘迫发生速度可分为急性胎儿窘迫及慢性胎儿窘迫两类。

（一）慢性胎儿窘迫

多发生在妊娠末期，往往延续至临产并加重。其原因多因孕妇全身性疾病或妊娠期疾病引起胎盘功能不全或胎儿因素所致。临床上除可发现母体存在引起胎盘供血不足的疾病外，还发生胎儿宫内发育受限。孕妇体重、宫高、腹围持续不长或增长很慢。

（二）急性胎儿窘迫

主要发生在分娩期，多因脐带因素（如脐带脱垂、脐带绕颈、脐带打结）、胎盘早剥、宫缩强且持续时间长及产妇低血压，休克引起。

四、诊断

根据病史、胎动变化及有关检查可以做出诊断。

五、辅助检查

（一）胎心率变化

胎心率是了解胎儿是否正常的一个重要标志，胎心率的改变是急性胎儿窘迫最明显的临床征象。①胎心率＞160 次/分，尤其是＞180 次/分，为胎儿缺氧的初期表现（孕妇心率不快的情况下）；②随后胎心率减慢，胎心率＜120 次/分，尤其是＜100 次/分，为胎儿危险征；③胎心监护仪图像出现以下变化，应诊断为胎儿窘迫：出现频繁的晚期减速，多为胎盘功能不良。重度可变减速的出现，多为脐带血运受阻表现，若同时伴有晚期减速，表示胎儿缺氧严重，情况紧急。

（二）胎动计数

胎动减少是胎儿窘迫的一个重要指标，每天监测胎动可预知胎儿的安危。妊娠近足月时，胎动＞20 次/24 小时。胎动消失后，胎心在 24 小时内也会消失。

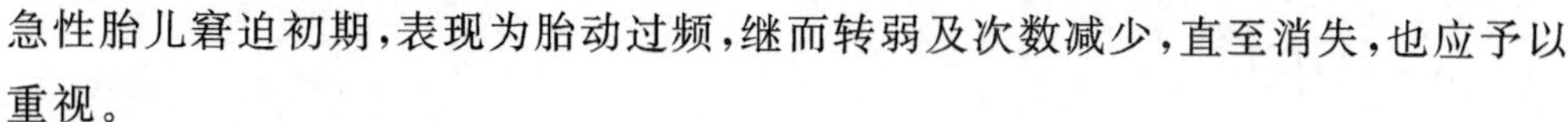

急性胎儿窘迫初期，表现为胎动过频，继而转弱及次数减少，直至消失，也应予以重视。

（三）胎心监护

首先进行无负荷试验（NST），NST 无反应型需进一步行宫缩应激试验（CST）或催产素激惹试验（OCT），CST 或 OCT 阳性高度提示存在胎儿宫内窘迫。

（四）胎儿脐动脉血流测定

胎儿脐动脉血流速度波形测定是一项胎盘功能试验，对怀疑有慢性胎儿窘迫者可行此监测。通过测定收缩期最大血流速度与舒张末期血流速度的比值（S/D）表示胎儿胎盘循环的阻力情况，反映胎盘的血流灌注。脐动脉舒张期血流缺失或倒置，提示胎儿严重胎儿窘迫，应该立即终止妊娠。

（五）胎盘功能检查

测定血浆 E_3 测定并动态连续观察，若急骤减少 30%～40%，表示胎儿胎盘功能减退，胎儿可能存在慢性缺氧。

（六）生物物理象监测

在 NST 监测的基础上应用 B 型超声仪监测胎动、胎儿呼吸、胎儿张力及羊水量，综合评分了解胎儿在宫内的安危状况。Manning 评分 10 分为正常，≤8 分可能有缺氧，≤6 分可疑有缺氧，≤4 分可以有缺氧，≤2 分为缺氧。

（七）羊水胎粪污染

胎儿缺氧，兴奋迷走神经，肠蠕动亢进，肛门括约肌松弛，胎粪排入羊水中，羊水呈绿色，黄绿色，浑浊棕黄色，即羊水Ⅰ度、Ⅱ度、Ⅲ度污染。破膜可直接观察羊水性状及粪染程度。未破膜经羊膜镜窥检，透过胎膜了解羊水性状。羊水Ⅰ度污染无肯定的临床意义；羊水Ⅱ度污染，胎心音好者，应密切监测胎心，不一定是胎儿窘迫；羊水Ⅲ度污染，应及早结束分娩。

（八）胎儿头皮血测定

头皮血气测定应在电子胎心监护异常的基础上进行。头皮血 pH 在 7.20～7.24为病理前期，可能存在胎儿窘迫，应立即进行宫内复苏，间隔 15 分钟复查血气值；pH 在 7.15～7.19 提示胎儿酸中毒及窘迫，应立即复查，如仍 pH≤7.19，排除母体酸中毒后应在 1 小时内结束分娩；pH＜7.15 是严重胎儿窘迫的危险信号，须迅速结束分娩。

六、鉴别诊断

对于胎儿窘迫，主要是综合考虑判断是否确实存在胎儿窘迫。

七、治疗

（一）慢性胎儿窘迫

应针对病因处理，视孕周、有无胎儿畸形、胎儿成熟度和窘迫的严重程度决定处理。

(1)定期做产前检查者，估计胎儿情况尚可，应嘱孕妇取侧卧位减少下腔静脉受压，增加回心血流量，使胎盘灌注量增加，改善胎盘血供应，延长孕周数。每天吸氧提高母血氧分压；静脉注射50%葡萄糖注射液40 mL加维生素C 2 g，每天2次；根据情况作NST检查；每天胎动计数。

(2)情况难以改善：接近足月妊娠，估计在娩出后胎儿生存机会极大者，为减少宫缩对胎儿的影响，可考虑行剖宫产。如胎肺尚未成熟，可在分娩前48小时静脉注射地塞米松10 mg促进胎儿肺泡表面活性物质的合成，预防呼吸窘迫综合征的发生。如果孕周小，胎儿娩出后生存可能性小，将情况向家属说明，做到知情选择。

（二）急性胎儿窘迫

(1)若宫内窘迫达严重阶段必须尽快结束分娩，其指征：①胎心率低于120次/分或高于180次/分，伴羊水Ⅱ～Ⅲ度污染；②羊水Ⅲ度污染，B型超声显示羊水池＜2 cm；③持续胎心缓慢达100次/分以下；④胎心监护反复出现晚期减速或出现重度可变减速，胎心60次/分以下持续60秒以上；⑤胎心图基线变异消失伴晚期减速。

(2)积极寻找原因并排除，如心力衰竭、呼吸困难、贫血、脐带脱垂等。改变体位左或右侧卧位，以改变胎儿脐带的关系，增加子宫胎盘灌注量。①持续吸氧提高母体血氧含量，以提高胎儿的氧分压。静脉注射50%葡萄糖注射液40 mL加维生素C 2 g。②宫颈尚未完全扩张，胎儿窘迫情况不严重，可吸氧、左侧卧位，观察10分钟，若胎心率变为正常，可继续观察。若因使用缩宫素宫缩过强造成胎心率异常减缓者，应立即停止滴注或用抑制宫缩的药物，继续观察是否能转为正常。若无显效，应行剖宫产术。施术前做好新生儿窒息的抢救准备。③宫口开全，胎先露已达坐骨棘平面以下3 cm，吸氧同时尽快助产经阴道娩出胎儿。

第六节　妊娠期高血压疾病

妊娠期高血压疾病是妊娠期特有的疾病，包括妊娠期高血压、子痫前期、子痫、慢性高血压并发子痫前期及慢性高血压。其中妊娠高血压、子痫前期和子痫以往统称为妊娠高血压综合征、妊娠中毒征、妊娠尿毒症等。我国发病率为9.4%，国外报道为7%～12%。本病以妊娠20周后高血压、蛋白尿、水肿为特征，并伴有全身多脏器的损害；严重患者可出现抽搐、昏迷、脑出血、心力衰竭、胎盘早剥和弥散性血管内凝血，甚至死亡。该病严重影响母婴健康，是孕产妇和围产儿发病及死亡的主要原因之一。

一、病因和发病机制

至今尚未完全阐明。国内外大部分的研究集中在子痫前期-子痫的病因和发病机制。目前认为子痫前期-子痫的发病起源于胎盘病理生理改变，进一步导致全身血管内皮细胞损伤，后者引起子痫前期的一系列临床症状。子痫前期-子痫的发病机制可能与遗传易感性、免疫适应不良、胎盘缺血和氧化应激反应有关。

(一)遗传易感性学说

子痫前期的遗传易感性学说是基于临床流行病学调查的结果：①子痫前期患者的母亲、女儿、姐妹，甚至祖母和孙女患病的风险升高，而具有相似生活环境的非血缘女性亲属(如妯娌等)的风险无明显改变。②子痫前期妊娠出生的女儿将来发生子痫前期的风险高于正常血压时出生的姐妹。③具有相同遗传物质的单卵双胎女性都发生子痫前期的概率远远高于双卵双胎女性；当然，并不是所有的单卵双胎女性在妊娠时都出现相同的子痫前期，提示胎儿的基因型或环境因素也在子痫前期易感性中发挥作用。④来自胎儿或父系的遗传物质亦可导致子痫前期，如胎儿染色体异常，或父系原因所致的完全性葡萄胎等均与子痫前期明显相关。⑤多次妊娠妇女在更换性伴侣后，特别是性伴侣的母亲曾患子痫前期，该妇女再次发生子痫前期的可能性显著增加。

虽然子痫前期的遗传易感性学说得到普遍接受，但是，其遗传方式尚未定论。有人认为子痫前期是女性单基因常染色体隐性遗传或显性基因的不完全外显；胎儿的基因型也可能发挥十分重要的作用。也有人提出更加复杂的多基因遗传模式:母亲多个的基因、胎儿基因(父源性)及环境因素之间的相互作用的结果;某些基因同时作用于母体和胎儿,同时受到环境因素的调节。在这种观点的支持下,人们通过基因组的方法筛查到一些与子痫前期发生有关的基因位点,但目前尚不足以充分解释疾病的发生,有待进一步研究。

(二)免疫适应不良学说

子痫前期被认为可能是母体的免疫系统对滋养层父系来源的抗原异常反应的结果。子痫前期的免疫适应不良学说的流行病学证据主要有以下几方面:①在第一次正常妊娠后,子痫前期的风险明显下降。②改变性伴侣后,这种多次妊娠的效应消失。③流产和输血具有预防子痫前期的作用。④通过供卵或捐精的妊娠易发生子痫前期。

该学说的免疫学证据:①子痫前期患者体内的抗血管内皮细胞抗体、免疫复合物和补体增加。②补体和免疫复合物沉积在子宫螺旋动脉、胎盘、肝脏、肾脏和皮肤。③Th1∶Th2 细胞比值失衡。④T 细胞受体 CD3 抑制能力减低。⑤炎性细胞因子增加等。子痫前期患者普遍发生免疫异常,但尚不能确定这些异常改变间因果关系。蜕膜的免疫活性细胞释放某些介质作用于血管内皮细胞,有关介质包括弹性蛋白酶、α-组织坏死因子和白细胞介素。这些介质在子痫前期孕妇血液和羊水中的浓度明显升高,并且对血管内皮细胞起作用。

(三)胎盘缺血学说

在正常妊娠过程,胎盘滋养细胞侵入子宫蜕膜有 2 个时期:第一时期为妊娠早期的受精卵种植过程;第二时期为在妊娠早中期(14～16 周)。合体滋养细胞侵入子宫螺旋动脉,重铸血管,使螺旋动脉总的横截面积比非孕期增加 4～6 倍,胎盘的血流量增加。在子痫前期-子痫患者中,第二时期的滋养细胞侵入和螺旋动脉重铸不足,螺旋动脉总横截面积仅为正常妊娠的 40%,胎盘灌注不足,处于相对缺氧状态。

目前至少有两种理论解释胎盘缺血后导致血管内皮细胞损伤的过程。一种理论认为子痫前期患者的合体滋养层微绒毛膜的退化可导致血管内皮细胞损伤,并抑制其增生。另一种理论则强调胎盘缺血后氧化应激反应增强使血管内皮细胞发生损伤。当灌注器官的血流量减少,但血氧浓度正常时,局部的氧化应激反应可形成活性氧(如超氧自由基)。如果孕妇存在脂代谢异常,高半胱氨酸血症,或抗氧化剂缺乏时,降低胎盘的血流量使局部缺氧,进一步导致血管内皮细胞损伤和引起子痫前期的临床表现。

(四)氧化应激学说

妊娠使能量的需求增加,导致整个妊娠期孕妇血液中的极低密度脂蛋白浓度升高。在子痫前期患者发病前(妊娠 5～20 周),孕妇血浆中的游离脂肪酸浓度就开始升高,血浆清蛋白的保护作用减弱,使脂肪以甘油三酯的形式集聚在血管内皮细胞上。根据氧化应激学说,缺氧胎盘的局部氧化应激反应转移到孕妇全身的体循环系统,导致全身血管内皮细胞的氧化应激能力损伤。氧化应激反应产生的不稳定的活性氧沉积于血管内皮下,产生相对稳定的脂质过氧化物,这些物质进一步损伤血管内皮细胞的结构和功能。虽然在正常妊娠中也存在脂质过氧化物增加,但可以通过同步增加的抗氧化作用抵消,氧化-抗氧化作用仍维持平衡;在子痫前期的患者中,抗氧化作用相对减弱,氧化作用占优势,导致血管内皮细胞损伤。

以上四种学说都是从某个侧面反映了子痫前期-子痫的发病过程,这种分类不是排他的,事实上是相互作用的。目前似乎没有一个遗传基因能够准确地反映子痫前期-子痫的易感性,而是一组基因决定了母体的易感性,这组基因可能表现为其他 3 个发病机制中某些关键物质的遗传信息发生改变。子痫前期-子痫患者的免疫反应异常和螺旋动脉狭窄是胎盘发生病变的基础,进一步导致器官微环境的氧化应激反应。

二、高危因素

流行病学调查发现如下高危因素:初产妇、孕妇年龄＜18 岁或＞40 岁、多胎妊娠、妊娠期高血压病史及家族史、慢性高血压、慢性肾炎、抗磷脂综合征、糖尿病、血管紧张素基因 T_{235} 阳性、营养不良及低社会经济状况均与子痫前期-子痫发病风险增加密切相关。

三、病理生理变化

全身小动脉痉挛是子痫前期-子痫的基本病变。由于小动脉痉挛,外周阻力增大,血管内皮细胞损伤,通透性增加,体液及蛋白渗漏,表现为血压升高、水肿、蛋白尿及血液浓缩。脑、心、肺、肝、肾等重要脏器严重缺血可导致心、肝及肾衰竭,肺水肿及脑水肿,甚至抽搐、昏迷;胎盘梗死,出血而发生胎盘早剥及胎盘功能减退,危及母儿安全;血小板、纤维素沉积于血管内皮,激活凝血过程,消耗凝血因子,导致 DIC。

四、重要脏器的病理生理变化

(一)脑

脑血管痉挛,通透性增加,导致脑水肿、充血、缺血、血栓形成及出血等。轻度患者可出现头痛、眼花、恶心呕吐等;严重者发生视力下降甚至视盲,感觉迟钝、混乱,个别患者可出现昏迷,甚至发生脑疝。

(二)肾脏

肾血管痉挛,肾血流量和肾小球滤过率均下降。病理表现为肾小球扩张、血管内皮细胞肿胀、纤维素沉积于血管内皮细胞下或肾小球间质;严重者肾皮质坏死,肾功能损伤将不可逆转。蛋白尿的多少标志着肾功能损害程度;进一步出现低蛋白血症,血浆肌酐、尿素氮、尿酸浓度升高,少尿等;少数可致肾衰竭。

(三)肝脏

子痫前期可出现肝脏缺血、水肿,肝功能异常。表现为肝脏轻度肿大,血浆中各种转氨酶和碱性磷酸酶升高,以及轻度黄疸。严重者门静脉周围坏死,肝包膜下血肿形成,亦可发生肝破裂,危及母儿生命,临床表现为持续右上腹疼痛。

(四)心血管

血管痉挛,血压升高,外周阻力增加,心肌收缩力和射血阻力(即心脏后负荷)增加,心排血量明显减少,心血管系统处于低排高阻状态。血管内皮细胞损伤,血管通透性增加,血管内液进入细胞间质,导致心肌缺血、间质水肿、心肌点状出血或坏死。肺血管痉挛,肺动脉高压,易发生肺水肿,严重时导致心力衰竭。

(五)血液

1.容量

子痫前期-子痫患者的血液浓缩,血容量相对不足,表现为红细胞比容升高。主要原因:①血管痉挛收缩,血压升高,血管壁两侧的压力梯度增加。②血管内皮细胞损伤,血管壁渗透性增加。③由于大量的蛋白尿导致低蛋白血症,血浆的胶体渗透压降低。当红细胞比容下降时多合并贫血或红细胞受损或溶血。

2.凝血

子痫前期-子痫患者存在广泛的血管内皮细胞损伤,启动外源性或内源性的凝血机制,表现为凝血因子缺乏或变异所致的高凝血状态。严重者可出现微血管病性溶血,并伴有红细胞破坏的表现,即碎片状溶血,其特征为溶血、破裂红细胞、球形红细胞、网状红细胞增多及血红蛋白尿。血小板减少($<100\times10^9/L$)、

肝酶升高、溶血，反映了疾病严重损害了凝血功能。

(六)子宫胎盘血流灌注

绒毛浅着床及血管痉挛导致胎盘灌流量下降；胎盘螺旋动脉呈急性的粥样硬化，血管内皮细胞脂肪变性，管壁坏死，管腔狭窄，易发生不同程度的胎盘梗死；胎盘血管破裂，可导致胎盘早剥。胎盘功能下降可导致胎儿生长受限、胎儿窘迫、羊水过少，严重者可致死胎。

五、临床表现

典型临床表现为妊娠 20 周后出现高血压、水肿、蛋白尿。视病变程度不同，轻者可无症状或有轻度头晕，血压轻度升高，伴水肿或轻微蛋白尿；重者出现头痛、眼花、恶心、呕吐、持续性右上腹疼痛等，血压明显升高，蛋白尿增多，水肿明显；甚至昏迷、抽搐。

六、诊断及分类

根据病史、临床表现、体征及辅助检查即可做出诊断，同时应注意有无并发症及凝血机制障碍。

(一)病史

有本病的高危因素及上述临床表现，特别应询问有无头痛、视力改变、上腹不适等。

(二)高血压

至少出现两次以上血压升高，≥12.0/18.7 kPa(90/140 mmHg)，其间隔时间≥6 小时才能确诊。血压较基础血压升高 2.0/4.0 kPa(15/30 mmHg)，但＜12.0/18.7 kPa(90/140 mmHg)，不作为诊断依据，须密切观察。

(三)尿蛋白

由于在 24 小时内尿蛋白的浓度波动很大，单次尿样检查可能导致误差。应留取 24 小时尿作定量检查；也可取中段尿测定，避免阴道分泌物污染尿液，造成误诊。

(四)水肿

一般为凹陷性水肿，自踝部开始，逐渐向上延伸，经休息后不缓解。水肿局限于膝以下为“＋”，延及大腿为“＋＋”，延及外阴及腹壁为“＋＋＋”，全身水肿或伴有腹水为“＋＋＋＋”。同时应注意体重异常增加，若孕妇体重每周突然增加 0.5 kg 以上，或每月增加 2.7 kg 以上，表明有隐形水肿存在。

(五)辅助检查

1.血液检查

包括全血细胞计数、血红蛋白含量、血细胞比容、血黏度、凝血功能，根据病情轻重可多次检查。

2.肝肾功能测定

肝细胞功能受损可致 ALT、AST 升高。患者可出现清蛋白缺乏为主的低蛋白血症，白/球蛋白比值倒置。肾功能受损时，血清肌酐、尿素氮、尿酸升高，肌酐升高与病情严重程度相平行。尿酸在慢性高血压患者中升高不明显，因此可用于本病与慢性高血压的鉴别诊断。重度子痫前期与子痫应测定电解质与二氧化碳结合力，以便及早发现并纠正酸中毒。

3.尿液检查

应测尿比重、尿常规。尿比重≥1.020 提示尿液浓缩，尿蛋白(＋)时尿蛋白含量约为300 mg/24 h；当尿蛋白(＋＋＋)时尿蛋白含量 5 g/24 h。尿蛋白检查在严重妊娠期高血压疾病患者应每 2 天一次或每天检查。

4.眼底检查

通过眼底检查可以直接观察到视网膜小动脉的痉挛程度，是子痫前期-子痫严重程度的重要参考指标。子痫前期患者可见视网膜动静脉比值 1∶2 以上、视盘水肿、絮状渗出或出血，严重时可发生视网膜剥离。患者可出现视力模糊或视盲。

5.损伤性血流动力学监测

当子痫前期-子痫患者伴有严重的心脏病、肾脏疾病、难以控制的高血压、肺水肿及不能解释的少尿时，可以监测孕妇的中心静脉压或肺毛细血管楔压。

6.其他

心电图、超声心动图可了解心功能，疑有脑出血可行 CT 或 MRI 检查。同时常规检查胎盘功能、胎儿宫内安危状态及胎儿成熟度检查。

七、处理

妊娠期高血压疾病治疗的基本原则是镇静、解痉、降压、利尿，适时终止妊娠。病情程度不同，治疗原则略有不同：①妊娠期高血压一般采用休息、镇静、对症等处理后，病情可得到控制，若血压升高，可予以降压治疗。②子痫前期除了一般处理，还要进行解痉、降压等治疗，必要时终止妊娠。③子痫需要及时控制抽搐的发作，防治并发症，经短时间控制病情后及时终止妊娠。④妊娠合并慢性高血压以降血压为主。

(一)一般处理

1.休息

对于轻度的妊娠高血压可住院也可在家治疗，但子痫前期患者建议住院治疗。保证充足的睡眠，取左侧卧位，每天休息不少于 10 小时。左侧卧位可减轻子宫对腹主动脉、下腔静脉的压迫，使回心血量增加，改善子宫胎盘的血供。左侧卧位 24 小时可使舒张压降低 1.3 kPa(10 mmHg)。

2.密切监护母儿状态

应询问孕妇是否出现头痛、视力改变、上腹不适等症状。每天测体重及血压，每天或隔天复查尿蛋白。定期监测血压、胎儿发育状况和胎盘功能。

3.间断吸氧

可增加血氧含量，改善全身主要脏器和胎盘的氧供。

4.饮食

应包括充足的蛋白质、热量，不限盐和液体，但对于全身水肿者应适当限制盐的摄入。

(二)镇静

轻度患者一般不需要药物治疗，对于精神紧张、焦虑或睡眠欠佳者可给予镇静剂。对于重度的子痫前期或子痫患者，需要应用较强的镇静剂，防治子痫发作。

1.地西泮

具有较强的镇静、抗惊厥、肌肉松弛作用，对胎儿及新生儿的影响较小。用法：2.5～5.0 mg 口服，每天 3 次，或 10 mg 肌内注射或静脉缓慢注射(>2 分钟)。

2.冬眠药物

冬眠药物可广泛抑制神经系统，有助于解痉降压，控制子痫抽搐。用法：①哌替啶100 mg，氯丙嗪 50 mg，异丙嗪 50 mg 加入 10%葡萄糖注射液 500 mL 内缓慢静脉滴注。②紧急情况下，可将 3 种药物的 1/3 量加入 25%葡萄糖注射液 20 mL 缓慢静脉推注(>5 分钟)，余 2/3 量加入 10%葡萄糖注射液 250 mL 静脉滴注。由于氯丙嗪可使血压急骤下降，导致肾及子宫胎盘血供减少、胎儿缺氧，且对母儿肝脏有一定的损害作用，现仅应用于硫酸镁治疗效果不佳者。

3.其他镇静药物

苯巴比妥、异戊巴比妥、吗啡等具有较好的抗惊厥、抗抽搐作用，可用于子痫发作时控制抽搐及产后预防或控制子痫发作。由于该药可致胎儿呼吸抑制，分娩6小时前慎用。

（三）解痉

治疗子痫前期和子痫的主要方法，可以解除全身小动脉痉挛，缓解临床症状，控制和预防子痫的发作。首选药物为硫酸镁，其作用机制：①抑制运动神经末梢与肌肉接头处钙离子和乙酰胆碱的释放，阻断神经肌肉接头间的信息传导，使骨骼肌松弛；②降低中枢神经系统兴奋性及脑细胞的耗氧量，降低血压，抑制抽搐发生；③降低机体对血管紧张素Ⅱ的反应；④刺激血管内皮细胞合成前列环素，抑制内皮素合成，从而缓解血管痉挛状态；⑤解除子宫胎盘血管痉挛，改善母儿间血氧交换及围产儿预后。

1.用药方案

静脉给药结合肌内注射。

(1)静脉给药：首次负荷剂量25%硫酸镁10 mL加于10%葡萄糖注射液20 mL中，缓慢静脉注入，5～10分钟推完；继之25%硫酸镁60 mL加入5%葡萄糖注射液500 mL静脉滴注，滴速为1～2 g/h。

(2)根据血压情况，决定是否加用肌内注射，用法为25%硫酸镁20 mL加2%利多卡因2 mL，臀肌深部注射，每天1～2次。每天总量为25～30 g。用药过程中可监测血清镁离子浓度。

2.毒性反应

正常孕妇血清镁离子浓度为0.75～1 mmol/L，治疗有效浓度为1.7～3 mmol/L，若血清镁离子浓度＞3 mmol/L即可发生镁中毒。首先表现为膝反射减弱或消失，继之出现全身肌张力减退、呼吸困难、复视、语言不清，严重者可出现呼吸肌麻痹，甚至呼吸、心跳停止，危及生命。

3.注意事项

用药前及用药过程中应注意以下事项。定时检查膝反射是否减弱或消失；呼吸不少于16次/分；尿量每小时不少于25 mL或每24小时不少于600 mL；硫酸镁治疗时需备钙剂，一旦出现中毒反应，立即静脉注射10%葡萄糖酸钙10 mL，因钙离子与镁离子可竞争神经细胞上的受体，从而阻断镁离子的作用。肾功能不全时应减量或停用；有条件时监测血镁浓度。

（四）降压

目的为延长孕周或改变围产期结局。对于收缩压≥21.3 kPa(160 mmHg)，或舒张压≥14.7 kPa(110 mmHg)或平均动脉压≥18.7 kPa(140 mmHg)者，以及原发性高血压妊娠前已用降血压药者，须应用降压药物。降压药物选择原则：对胎儿无毒副作用，不影响心每搏输出量、肾血流量及子宫胎盘灌注量，不致血压急剧下降或下降过低。

1.肼屈嗪

为妊娠期高血压疾病的首选药物。主要作用于血管舒缩中枢或直接作用于小动脉平滑肌，可降低血管紧张度，扩张周围血管而降低血压，并可增加心排血量，有益于脑、肾、子宫胎盘的血流灌注。降压作用快、舒张压下降较显著。用法：每 15～20 分钟给药 5～10 mg，直至出现满意反应，即舒张压控制在 12.0～13.3 kPa(90～100 mmHg)；或 10～20 mg，每天 2～3 次口服；或40 mg加入 5%葡萄糖注射液 500 mL 内静脉滴注。不良反应为头痛、心率加快、潮热等。有心脏病或心力衰竭者，不宜应用此药。

2.拉贝洛尔

为 α、β 肾上腺素受体阻断剂，可降低血压但不影响肾及胎盘血流量，并可对抗血小板凝集，促进胎儿肺成熟。该药显效快，不引起血压过低或反射性心动过速。静脉滴注剂量为 50～100 mg 加入 5%葡萄糖注射液中静脉滴注，5 天为 1 个疗程，血压稳定后改口服；每次 100 mg，每天 2～3 次，2～3 天后根据需要加量，常用维持量为 200～400 mg，每天 2 次，饭后服用。总剂量<2 400 mg/d。不良反应为头皮刺痛及呕吐。

3.硝苯地平

为钙通道阻滞剂，可解除外周血管痉挛，使全身血管扩张，血压下降，由于其降压作用迅速，目前不主张舌下含化。用法：10 mg 口服，每天 3 次，24 小时总量<60 mg。其不良反应为心悸、头痛，与硫酸镁有协同作用。

4.尼莫地平

亦为钙通道阻滞剂，其优点在于可选择性的扩张脑血管。用法：20～60 mg 口服，每天 2～3 次；或 20～40 mg 加入 5%葡萄糖注射液 250 mL 中静脉滴注，每天1 次，每天总量<360 mg，不良反应为头痛、恶心、心悸及颜面潮红。

5.甲基多巴

可兴奋血管运动中枢的 α 受体，可抑制外周交感神经而降低血压，妊娠期使用效果较好。用法：250 mg 口服，每天 3 次。其不良反应为嗜睡、便秘、口干、心动过缓。

6.硝普钠

强有力的速效血管扩张剂，可扩张周围血管使血压下降。由于药物能迅速通过胎盘进入胎儿体内，并保持较高浓度，其代谢产物(氰化物)对胎儿有毒性作用，不宜在妊娠期使用。产后血压过高，其他降压药效果不佳时，方考虑使用。用法：50 mg加于 5%葡萄糖注射液 1 000 mL 内，缓慢静脉滴注。用药不宜>72 小时。用药期间应严密监测血压及心率。

7.肾素血管紧张素类药物

可导致胎儿生长受限、胎儿畸形、新生儿呼吸窘迫综合征、新生儿早发性高血压，妊娠期应禁用。

(五)扩容

一般不主张应用扩容剂，仅用于严重的低蛋白血症、贫血。可选用人血清蛋白、血浆和全血。

(六)利尿药物

一般不主张应用，仅用于全身性水肿、急性心力衰竭、肺水肿或血容量过多且伴有潜在性肺水肿者。常用利尿剂有呋塞米、甘露醇等。

(七)适时终止妊娠

终止妊娠是治疗妊娠期高血压疾病的有效措施。

1.终止妊娠的指征

(1)重度子痫前期患者经积极治疗 24～48 小时仍无明显好转者。

(2)重度子痫前期患者孕周已>34 周。

(3)重度子痫前期患者孕龄不足 34 周，但胎盘功能减退，胎儿已成熟。

(4)重度子痫前期患者，孕龄不足 34 周，胎盘功能减退，胎儿尚未成熟者，可用地塞米松促胎肺成熟后终止妊娠。

(5)子痫控制后 2 小时可考虑终止妊娠。

2.终止妊娠的方式

(1)引产适用于病情控制后，宫颈条件成熟者。先行人工破膜，羊水清亮者，可给予缩宫素静脉滴注引产。第一产程应密切观察产程进展状况，保持产妇安静和充分休息。第二产程应以会阴后侧切开术、胎头吸引或低位产钳助产缩短第二产程。第三产程应预防产后出血。产程中应加强母儿安危状况和血压监测，一旦出现头昏、眼花、恶心、呕吐等症状，病情加重，立即以剖宫产结束分娩。

(2)剖宫产适用于有产科指征者，宫颈条件不成熟，不能在短时间内经阴道

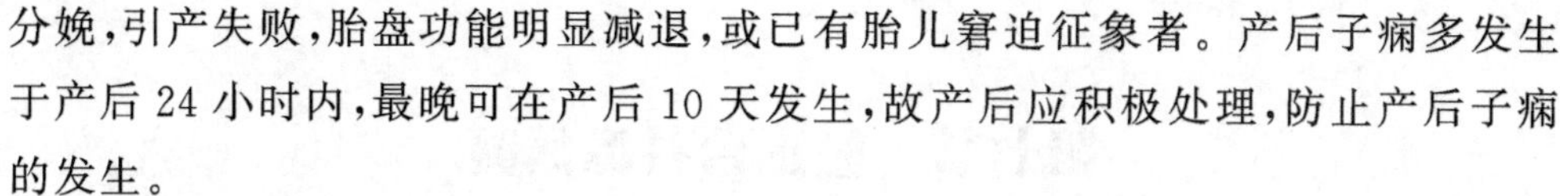

分娩，引产失败，胎盘功能明显减退，或已有胎儿窘迫征象者。产后子痫多发生于产后24小时内，最晚可在产后10天发生，故产后应积极处理，防止产后子痫的发生。

（八）子痫的处理

子痫是妊娠期高血压疾病最严重的阶段，是妊娠期高血压疾病所致母儿死亡的最主要原因，应积极处理。子痫处理原则为控制抽搐，纠正缺氧和酸中毒，控制血压，抽搐控制后终止妊娠。

（1）控制抽搐：①25%硫酸镁10 mL加于25%葡萄糖注射液20 mL静脉推注（>5分钟），继之用以2 g/h静脉滴注，维持血药浓度，同时应用有效镇静药物如地西泮，控制抽搐。②20%甘露醇250 mL快速静脉滴注，降低颅内压。

（2）血压过高时给予降压药。

（3）纠正缺氧和酸中毒：间断面罩吸氧，根据二氧化碳结合力及尿素氮值给予适量的4%碳酸氢钠纠正酸中毒。

（4）终止妊娠：抽搐控制2小时后可考虑终止妊娠。

（5）护理：保持环境安静，避免声光刺激；吸氧，防止口舌咬伤，防止窒息，防止坠地受伤，密切观察体温、脉搏、呼吸、血压、神志、尿量（应保留导尿管监测）等。

（6）密切观察病情变化，及早发现心力衰竭、脑出血、肺水肿、HELLP综合征、肾衰竭、DIC等并发症，并积极处理。

（九）慢性高血压的处理

1.降压治疗指征

收缩压在20.0～24.0 kPa（150～180 mmHg）或舒张压>13.3 kPa（100 mmHg）；或伴有高血压导致的器官损伤的表现。血压≥14.7/24.0 kPa（110/180 mmHg）时，需要静脉降压治疗，首选药物为肼屈嗪和拉贝洛尔。

2.胎儿监护

超声检查，动态监测胎儿的生长发育。NST或胎儿生物物理监护，在妊娠28周开始每周一次；妊娠32周以后每周两次。

3.终止妊娠

对于轻度、没有并发症的慢性高血压病，可足月自然分娩；若慢性高血压病并发子痫前期，或伴其他的妊娠并发症（如胎儿生长受限、上胎死胎史等），应提前终止妊娠。

第七节 妊娠合并糖尿病

妊娠期间的糖尿病包括2种情况：一种妊娠前已有糖尿病的患者妊娠，称为糖尿病合并妊娠；另一种为妊娠后首次发现或发病的糖尿病，又称妊娠期糖尿病。糖尿病孕妇中80%以上为妊娠糖尿病。妊娠糖尿病的发生率因种族和地区差异较大，近些年有发病率增高趋势。大多数妊娠糖尿病患者产后糖代谢异常能恢复正常，但将来患糖尿病的机会增加。孕妇糖尿病的临床经过复杂，对母儿均有较大危害，应引起重视。

一、妊娠对糖尿病的影响

妊娠后，母体糖代谢的主要变化是葡萄糖需要量增加、胰岛素抵抗和分泌相对不足。妊娠期糖代谢的复杂变化使无糖尿病者发生妊娠糖尿病、隐性糖尿病呈显性或原有糖尿病的患者病情加重。

(一)葡萄糖需要量增加

胎儿能量的主要来源是通过胎盘从母体获取葡萄糖；妊娠时母体适应性改变，如雌、孕激素增加母体对葡萄糖的利用、肾血流量及肾小球滤过率增加，而肾小管对糖的再吸收率不能相应增加，都可使孕妇空腹血糖比非孕时偏低。在妊娠早期，由于妊娠反应、进食减少，严重者甚至导致饥饿性酮症酸中毒、或低血糖昏迷等。

(二)胰岛素抵抗和分泌相对不足

胎盘合成的胎盘生乳素、雌激素、孕激素、胎盘胰岛素酶，以及母体肾上腺皮质激素都具有拮抗胰岛素的功能，使孕妇体内组织对胰岛素的敏感性下降。妊娠期胰腺功能亢进，特别表现为胰腺β细胞功能亢进，增加胰岛素分泌，维持体内糖代谢。这种作用随孕期进展而增加。应用胰岛素治疗的孕妇如果未及时调整胰岛素用量，部分患者可能会出现血糖异常。产后随胎盘排出体外，胎盘所分泌的抗胰岛素物质迅速消失，胰岛素用量应立即减少。

二、糖尿病对妊娠的影响

取决于血糖量、血糖控制情况、糖尿病的严重程度及有无并发症。

(一)对孕妇的影响

(1)孕早期自然流产发生率增加，达15%～30%。多见于血糖未及时控制的患者。高血糖可使胚胎发育异常甚至死亡，所以糖尿病妇女宜在血糖控制正常后再怀孕。

(2)易并发妊娠期高血压疾病，为正常妇女的3～5倍。糖尿病患者可导致血管广泛病变，使小血管内皮细胞增厚及管腔变窄，组织供血不足。尤其糖尿病并发肾病变时，妊娠期高血压病的发生率高达50%以上。糖尿病一旦并发妊娠期高血压，病情极复杂，临床较难控制，对母儿极为不利。

(3)糖尿病患者抵抗力下降，易合并感染，以泌尿系统感染最常见。

(4)羊水过多的发生率较非糖尿病孕妇多10倍。其发生与胎儿畸形无关，原因不明，可能与胎儿高血糖，高渗性利尿致胎尿排出增多有关。

(5)因巨大儿发生率明显增高，难产、产道损伤、手术产的概率高。产程长易发生产后出血。

(6)易发生糖尿病酮症酸中毒。由于妊娠期复杂的代谢变化，加之高血糖及胰岛素相对或绝对不足，代谢紊乱进一步发展到脂肪分解加速，血清酮体急剧升高。在孕早期血糖下降，胰岛素未及时减量也可引起饥饿性酮症。酮酸堆积导致代谢性酸中毒。糖尿病酮症酸中毒对母儿危害较大，不仅是糖尿病孕产妇死亡的主要原因，酮症酸中毒发生在孕早期还有致畸作用，发生在妊娠中晚期易导致胎儿窘迫及胎死宫内。

(二)对胎儿的影响

(1)巨大胎儿发生率高达25%～40%。由于孕妇血糖高，通过胎盘转运，而胰岛素不能通过胎盘，使胎儿长期处于高血糖状态，刺激胎儿胰岛β细胞增生，产生大量胰岛素，活化氨基酸转移系统，促进蛋白、脂肪合成和抑制脂解作用，使胎儿巨大。

(2)胎儿宫内生长受限发生率为21%。见于严重糖尿病伴有血管病变时，如肾脏、视网膜血管病变。

(3)早产发生率为10%～25%。早产的原因有羊水过多、妊娠期高血压、胎儿窘迫及其他严重并发症，常需提前终止妊娠。

(4)胎儿畸形率为6%～8%，高于非糖尿病孕妇。主要原因是孕妇代谢紊乱，尤其是高血糖与胎儿畸形有关。其他因素有酮症、低血糖、缺氧及糖尿病治疗药物等。

(三)对新生儿的影响

1.新生儿呼吸窘迫综合征发生率增加

孕妇高血糖持续经胎盘到达胎儿体内,刺激胎儿胰岛素分泌增加,形成高胰岛素血症。后者具有拮抗糖皮质激素促进肺泡Ⅱ型细胞表面活性物质合成及释放的作用,使胎儿肺表面活性物质产生及分泌减少,胎儿肺成熟延迟。

2.新生儿低血糖

新生儿脱离母体高血糖环境后,高胰岛素血症仍存在,若不及时补充糖,易发生低血糖,严重时危及新生儿生命。

3.低钙血症和低镁血症

正常新生儿血钙为 2.0～2.5 mmol/L,出生后 72 小时血钙＜1.75 mmol/L 为低钙血症。出生后24～72 小时血钙水平最低。糖尿病母亲的新生儿低钙血症的发生率为 10％～15％。一部分新生儿还同时合并低镁血症(正常新生儿血镁为 0.6～0.8 mmol/L,生后 72 小时血镁＜0.48 mmol/L为低镁血症)。

4.其他

高胆红素血症、红细胞增多症等的发生率均较正常妊娠的新生儿高。

三、诊断

孕前糖尿病已经确诊或有典型的糖尿病三多一少症状的孕妇,于孕期较易确诊。但妊娠糖尿病孕妇常无明显症状,有时空腹血糖可能正常,容易漏诊、延误治疗。

(一)妊娠糖尿病的筛查及诊断

1.病史及临床表现

凡有糖尿病家族史(尤其是直系亲属)、孕前体重≥90 kg、胎儿出生体重≥4 000 g、孕妇曾有多囊卵巢综合征、不明原因流产、死胎、巨大儿或畸形儿分娩史,本次妊娠胎儿偏大或羊水过多者应警惕患糖尿病。因妊娠糖尿病患者通常无症状,而糖尿病对母儿危害较大,故所有孕 24～28 周的孕妇均应做糖筛查试验。

2.糖筛查试验

随意口服 50 g 葡萄糖,1 小时后测静脉血糖值。血糖值≥7.8 mmol/L 为糖筛查异常。应进一步行口服葡萄糖耐量试验(OGTT),明确妊娠糖尿病的诊断。

3.OGTT

目前国外采用 75 mg 或 100 mg 的 OGTT,我国多采用 75 mg。孕期用的诊断标准尚未统一，国内较多医院多借鉴国外的诊断标准：空腹 12 小时后，口服葡萄糖 75 mg，测空腹血糖及服糖后 1 小时、2 小时、3 小时 4 个点血糖。正常值分别为 5.6、10.3、8.6、6.7 mmol/L。其中有 2 项或2 项以上超过正常值，可诊断为妊娠糖尿病。

(二)糖尿病合并妊娠的诊断

妊娠前糖尿病已确诊者孕期诊断容易。若孕前从未做过血糖检查，但孕前或孕早期有多饮、多食、多尿，孕期体重不增或下降，甚至出现酮症酸中毒，孕期糖筛查及 OGTT 异常，可考虑糖尿病合并妊娠。

四、处理

维持血糖正常范围，减少母儿并发症，降低围产儿病死率。

(一)妊娠期处理

妊娠期处理包括血糖控制及母儿安危监护。

1.血糖控制

由于妊娠后母体糖代谢的特殊变化，故妊娠期糖尿病患者的血糖控制方法与非孕期不完全相同。

(1)饮食治疗：75%～80%的妊娠糖尿病患者仅需要控制饮食量与种类即能维持血糖在正常范围。根据体重计算每天需要的热量：体重为标准体重 80%～120%患者需 30 kcal/(kg · d)，120%～150%标准体重的为 24 kcal/(kg · d)，>150%的为 12～15 kcal/(kg · d)。热量分配：①碳水化合物占 40%，蛋白质 20%，脂肪 40%。②早餐摄入 10%的热量，午餐和晚餐各 30%，点心为 30%。

糖尿病合并妊娠：体重≤标准体重 10%者需 36～40 kcal/(kg · d)，标准体重者 30 kcal/(kg · d)，120%～150%标准体重者 24 kcal/(kg · d)，>150%标准体重者 12～18 kcal/(kg · d)。热量分配：①糖类 40%～50%，蛋白质 20%，脂肪 30%～40%。②早餐摄入 10%的热量，午餐和晚餐各 30%，点心(3 次)为 30%。

(2)胰岛素治疗：妊娠期血糖控制标准为空腹 3.3～5.6 mmol/L，餐后 2 小时 4.4～6.7 mmol，夜间4.4～6.7 mmol/L，三餐前 3.3～5.8 mmol/L。

一般饮食调整 1～2 周后，在孕妇不感到饥饿的情况下，测定孕妇 24 小时的血糖及相应的尿酮体。如果夜间血糖≥6.7 mmol/L，餐前血糖≥5.8 mmol/L 或者餐后 2 小时血糖≥6.7 mmol/L 应及时加用胰岛素治疗；以超过正常的血糖值计算，每 2 g 葡萄糖需 1 U 胰岛素估计，力求控制血糖达上述水平。

孕早期由于早孕反应，可产生低血糖，胰岛素有时需减量。随孕周增加，体内抗胰岛素物质产生增加，胰岛素用量应不断增加，可比非孕期增加50%～100%甚至更高。胰岛素用量高峰时间在孕32～33周，一部分患者孕晚期胰岛素用量减少。产程中孕妇血糖波动很大，由于体力消耗大，进食少，易发生低血糖；同时由于疼痛及精神紧张可导致血糖过高，从而引起胎儿耗氧增加、宫内窘迫及出生后低血糖等。因此产程中停用所有皮下注射胰岛素，每1～2小时监测一次血糖，依据血糖水平维持小剂量胰岛素静脉滴注。产褥期随着胎盘排出，体内抗胰岛素物质急骤减少，胰岛素所需量明显下降。胰岛素用量应减少至产前的1/3～1/2，并根据产后空腹血糖调整用量。多在产后1～2周胰岛素用量逐渐恢复至孕前水平。

糖尿病合并酮症酸中毒时，主张小剂量胰岛素持续静脉滴注，血糖>13.9 mmol/L应将胰岛素加入生理盐水，每小时5 U静脉滴注；血糖≤13.9 mmol/L，开始用5%葡萄糖氯化钠注射液加入胰岛素，酮体转阴后可改为皮下注射。

2.孕妇监护

除注意一般情况外，一些辅助检查有利于孕妇安危的判断，如血、尿糖及酮体测定，眼底检查，肾功能、糖化血红蛋白等测定。

3.胎儿监护

孕早、中期采用B超或血清甲胎蛋白测定了解胎儿是否畸形。孕32周起可采用NST（2次/周）、脐动脉血流测定及胎动计数等判断胎儿宫内安危。

（二）产时处理

产时处理包括分娩时机选择及分娩方式的决定。

1.分娩时机

原则上在加强母儿监护、控制血糖的同时，尽量在38周后分娩。有下列情况应提前终止妊娠：糖尿病血糖控制不满意，伴血管病变，合并重度子痫前期，严重感染，胎儿宫内生长受限，胎儿窘迫等。胎肺尚未成熟者静脉应用地塞米松促胎肺成熟需慎重，因后者可干扰糖代谢。可行羊膜腔穿刺，了解胎肺成熟情况并同时注入地塞米松10 mg促进胎儿肺成熟，必要时每3～5天可重复一次。

2.分娩方式

妊娠合并糖尿病本身不是剖宫产指征。有巨大儿、胎盘功能不良、胎位异常或其他产科指征者，应行剖宫产。糖尿病并发血管病变等，多需提前终止妊娠，并常需剖宫产。术前3小时停用胰岛素。连续硬膜外麻醉和局部浸润麻醉对糖代谢影响小。乙醚麻醉可加重高血糖，应慎用。

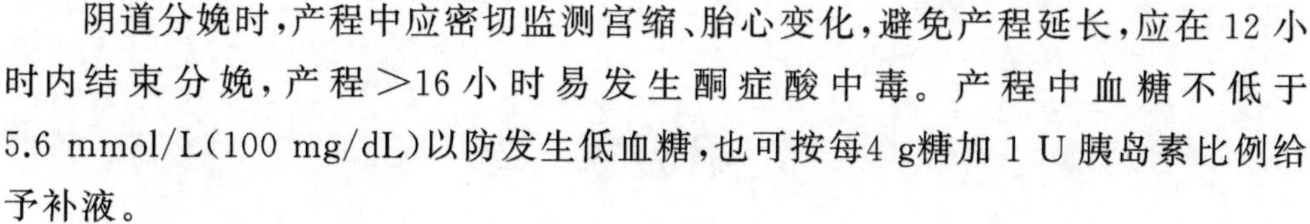

阴道分娩时，产程中应密切监测宫缩、胎心变化，避免产程延长，应在 12 小时内结束分娩，产程＞16 小时易发生酮症酸中毒。产程中血糖不低于 5.6 mmol/L(100 mg/dL)以防发生低血糖，也可按每4 g糖加 1 U 胰岛素比例给予补液。

(三)新生儿处理

新生儿出生时应留脐血检查血糖。无论体重大小均按早产儿处理。注意保温、吸氧，提早喂糖水，早开奶。新生儿娩出后 30 分钟开始定时滴服 25%葡萄糖注射液。注意防止低血糖、低血钙、高胆红素血症及 NRDS 发生。

第五章
不　孕　症

第一节　免疫性不孕

免疫性不孕是相对概念，是指免疫功能紊乱使生育力降低，暂时导致不孕。不孕状态能否持续取决于免疫力与生育力间的相互作用，若免疫力强于生育力，则不孕发生，如后者强于前者则妊娠发生。不孕常有多种因素同时存在，免疫因素也可作为不孕的唯一原因或与其他病因并存。

正常机体具有自身免疫调节功能，产生极弱的自身抗体，帮助清除体内衰老变性的自身成分，一旦由于某种原因导致免疫系统对自身组织产生过度免疫应答，则会发生过强的免疫反应，致使所侵及的组织免疫活性细胞增多，免疫复合物沉积，而导致功能改变。因此，免疫因素导致的不孕症包括同种免疫性和自身免疫性不孕及流产。

人体的免疫系统主要有三大功能，即抵御外来的致病微生物侵袭，清除自身衰老死亡的细胞，以及识别并清除突变的细胞，因而是维持机体内环境稳定的必不可少的生理性防御机制。当免疫系统防御功能发生异常，则会导致一系列免疫病理过程，如感染、免疫缺陷、自身免疫性疾病及肿瘤等的发生，也可能导致生殖过程的障碍。一般自身组织不成为抗原，但在有些情况下也会产生抗体，如感染、经血倒流、烧灼或药物作用等，能使组织细胞中的蛋白质发生质的变性而成为自身抗原，这种物质一旦进入血液循环，刺激机体则可产生免疫反应。

一、抗精子抗体与不孕

抗精子抗体(AsAb)是一个复杂的病理产物，男女均可罹患。人类精子具有抗原性，可作为自身或同种抗原刺激机体而产生免疫应答，由于正常的精浆中存在有免疫抑制因子，并且女性生殖道内的酶系统能降解进入的精子抗原，可保护精子顺利进行受精而不至于刺激机体产生 AsAb。正常机体的血清中不应检出 AsAb。若某个环节异常，如精浆中免疫抑制因子缺乏，或女性生殖道内的酶系统缺陷，或生殖道损伤、月经期、子宫内膜炎时接触精子，该精子就可以作为抗原进入血液循环引起免疫反应，产生 AsAb，这种抗体可循环至宫颈黏液中，导致精子凝集或制动，造成不孕。

（一）男性 AsAb 产生原因及导致不育的机制

5%～9%不育男性体内存在 AsAb。正常情况下，男性不产生 AsAb，当血睾屏障受到破坏如手术、外伤等，精子漏出或巨噬细胞进入生殖道吞噬、消化精子细胞，其携带的精子抗原激活免疫系统就会产生 AsAb。泌尿生殖道感染也是男性产生 AsAb 的重要原因。支原体、衣原体等病原体的感染可导致前列腺炎及附睾炎，特别是支原体、衣原体与精子表面有共同抗原均可引起免疫损伤，使血睾屏障受到破坏，使抗体产生并进入精液内，导致精子质量下降。另外输精管手术创伤，发生炎症反应，导致血睾屏障破坏，精子及可溶性抗原漏出，生成 AsAb，精子凝集，精子活动度下降或影响顶体酶释放，干扰精子获能，引起精子的自身免疫，导致生育能力下降。

（二）女性 AsAb 产生原因及导致不孕的机制

精子进入女性生殖道后，由于精浆中存在一些免疫性因素和女性生殖道某些蛋白成分包裹精子的保护作用，正常情况下仅少部分人产生 AsAb。如果女性生殖道有感染、子宫内膜损伤、局部炎性渗出增加等导致黏膜免疫防御机制削弱，增加了精子抗原与免疫相关细胞接触机会，感染因子刺激了免疫系统，摆脱上述免疫抑制因素，精子抗原可被女性宫颈上皮或子宫内膜免疫细胞识别，引起生殖道局部或全身免疫性反应，产生 AsAb。

研究表明，AsAb 可降低精子活力及精子穿透宫颈黏液和透明带的能力，干扰精子获能、受精及胚泡植入，是造成不孕及流产的原因之一。AsAb 检测对临床诊断与治疗不孕不育患者有重要的应用价值。宫颈黏液中的 AsAb 使精子在宫颈管内凝集，不能进入宫腔，导致不孕。

（三）AsAb 检测方法

AsAb 可存在于血清、精浆（宫浆黏液）和精子表面，血清内的 AsAb 主要是 IgG 和 IgM，精浆内的 AsAb 主要是 IgG 和 IgA。目前临床上用于检测 AsAb 的方法很多，各有优缺点，常用的方法有免疫珠试验（IBT）、混合抗球蛋白反应

(MAR)试验、ELISA、精子凝集和固定试验等方法,根据其不同的用途简单介绍如下。

1.检测精子凝集和精子制动的方法

用于检测精子凝集抗体的Friberg微孔板凝集试验(17AT)和用于检测补体依赖性精子毒性抗体的Lsojima精子制动试验可用于检测男性或女性患者血清、精液及宫颈黏液中的AsAb。

2.检测精子表面抗体的方法

MAR试验是一种扩大的Coomb试验方法,用于检测精子表面的凝集素。

3.IBT

IBT在检测精子表面抗体的同时还可以鉴定抗体的种类(IgG、IgA或IgM)。

4.检测宫颈黏液中抗体的方法

AsAb可以出现在女性阴道黏液的分泌物中,可应用精子-宫颈黏液接触试验(SCMC)检测,与IBT结合,可提高检测的准确性。阴道黏液分泌物中的抗体主要是IgG和IgA;IgA与血清中补体依赖的精子制动抗体有关,如果宫颈黏液中IgA抗体阳性,则明显地抑制精子的穿透力和移动性。

5.精子-毛细管穿透试验

Kremer试验。

6.血清AsAb检测

采用ELISA可用于大批量标本的测量。

抗体在精子上结合部位的不同,对生育力的损害也不同。结合于精子头部的AsAb对生育力的影响较大,而结合于尾尖部的抗体对生育力影响不明显。由于血液循环中的AsAb与生殖道局部抗体的存在并不一致,故血液中的AsAb是否对生育有影响尚存在争议;而在生殖道局部尤其是精子表面的抗体对生育力有直接影响,故检测生殖道局部包括宫颈黏液、精子表面的AsAb有很重要的临床意义。

二、抗子宫内膜抗体与不孕

抗子宫内膜抗体(anti-endometrium antibody,EMAb)属于自身抗体,在正常育龄妇女中可以检测到,但在不孕症人群中,特别是患有EMT的妇女中更多见。有报道表明在EMT及不孕妇女血中EMAb的阳性率比正常对照有显著性增高,其中在EMT血清中,EMAb的检出率为70%~80%。在不明原因不孕的复发性流产妇女中也有30%~40%为阳性。

(一)EMAb 产生原因

子宫内膜是胚胎着床和生长发育之地,但在病理状态下,如子宫内膜炎、EMT 及子宫腺肌症等,可转化成抗原或半抗原,刺激机体自身产生相应的抗体。此外,人工流产吸宫时,胚囊也可能作为抗原刺激机体产生抗体。一旦女性体内有 EMAb 存在,便会导致不孕、停育或发生流产。部分女性因在初次妊娠时做了人工流产手术,术后发生继发不孕,这种继发不孕症患者部分是因为体内产生了 EMAb。

EMAb 的靶抗原是一种子宫内膜腺上皮中的孕激素依赖糖蛋白,EMAb 以子宫内膜为靶抗原并引起一系列免疫反应的自身抗体,与靶抗原结合可干扰受精卵植入导致不孕。

(二)EMAb 导致不孕原因

当这种 EMAb 由于反复刺激而大量产生达到一定的含量时,可与自身的子宫内膜组织发生抗原抗体结合反应,并激活免疫系统引起损伤性效应,造成子宫内膜组织细胞生化代谢及生理功能的损害,干扰和妨碍精卵结合及受精卵的着床和胚囊的发育而导致不孕或流产。

正常机体具有自身免疫调节功能,产生极弱的自身抗体,帮助清除体内衰老变性的自身成分,一旦由于某种原因导致免疫系统对自身组织产生过度免疫应答,则会发生过强的一系列免疫反应,致使所侵及的组织免疫活性细胞增多,免疫复合物沉积,而导致功能改变。

(三)EMAb 检测方法

目前常用的检测血清 EMAb 方法为 ELISA。

三、抗卵巢抗体与不孕

抗卵巢抗体(anti-ovary antibody,AoAb)是一种靶抗原在卵巢颗粒细胞、卵母细胞、黄体细胞和间质细胞内的自身抗体。抗卵巢自身免疫可影响卵巢的正常发育和功能,可导致卵巢衰竭或卵泡成熟前闭锁而导致不孕。有卵巢抗体的女性卵泡发育不正常,影响优势卵泡的发育,使成熟卵泡无法自然排出,从而导致原发性不孕和继发性不孕。

(一)AoAb 产生的原因

(1)自身免疫功能异常:可能与免疫细胞、抗体、激素 3 个因素有关。细胞因素包括 T 细胞、NK 细胞及巨噬细胞破坏卵巢结构,损伤及溶解各级卵泡。患者血清中可能存在一种类似 IgG 的球蛋白,如抗 FSH 抗体或抗 FSH 受体的抗体,可导致生殖细胞减少、卵泡闭锁加快、生殖细胞破坏。卵巢内生殖细胞、粒层细胞、膜细胞和透明带的自身抗体存在,产生显著的抗生育效应。自身免疫型卵巢炎是以患者卵巢组织作为抗原而引起的一种罕见的自身免疫性疾病,为卵巢早衰的病因之一。

(2)卵巢组织中抗原成分复杂。每一种成分都可能因感染、手术等原因使其抗原表达异常,从而导致 AoAb 的产生。

(3)与体外人工授精时多次穿刺取卵有关。在 IVF-ET 不孕妇女中,AoAb 的阳性率可达 28.8%,可能是卵泡的穿刺促使AoAb合成增加有关。

(4)多囊卵巢综合征(PCOS)、卵巢早衰(POF)及其他排卵障碍者,AoAb 阳性率分别是46.76%、45.16%和 42.86%。

(5)病毒感染:病毒进入卵巢组织的细胞内,使其细胞膜上既有来自细胞的自身抗原又携带有病毒抗原。当机体对病毒的抗原发生免疫反应时,往往同时也破坏了卵巢的细胞,发生免疫性卵巢炎,最后导致卵巢功能的衰竭。

(6)一些患有艾迪生病、甲状腺炎、甲状腺功能亢进患者也可为阳性。正常妇女体内可以存在一定量的非致病性的 AoAb。

AoAb 的产生可影响卵巢和卵泡的发育及功能,导致卵巢早衰、经期不规律。在不明原因不孕妇女中 AoAb 活性明显高于有明确原因者。

(二)AoAb 导致不孕机制

(1)包裹卵细胞,影响其排出或阻止精子穿入。

(2)AoAb 在补体作用下产生细胞毒作用,破坏卵巢细胞,还能干扰孕卵破壳而妨碍受精和着床。

(3)引起自身免疫性卵巢炎,可能引起卵巢功能衰竭。

(4)影响卵巢内分泌功能,引起下丘脑-垂体-卵巢轴功能紊乱,间接影响卵泡发育、成熟和排出,使得雌激素、孕激素分泌减少,导致不孕。抗颗粒细胞抗体可导致内分泌功能异常;抗卵泡内膜细胞抗体及抗 FSH 受体的抗体影响卵巢内分泌和生殖功能。

四、抗 HCG 抗体与不孕

(一)抗 HCG 抗体产生的原因

HCG 是维持早期妊娠的主要激素。有自然流产史、人工流产史及生化妊娠史的女性在流产过程中,绒毛组织中的 HCG 可能作为抗原刺激母体产生抗体。

另外，曾接受过 HCG 注射以促进排卵的女性，体内的抗 HCG 抗体也有可能为阳性。此类患者可能在临床上表现为不孕或习惯性流产等。

目前认为 HCG 在配子着床和维持妊娠中有重要的作用。HCG 还能阻止胎儿滋养细胞与母体血清中的抗体结合或被母体淋巴细胞识别。绒毛膜促性腺激素可被特异性抗绒毛膜促性腺激素抗体（anti-human chorionic gonadotropin antibody，AHCGAb）灭活。AHCGAb 有肯定致不孕作用，可作为不孕症的临床诊断指标之一。

（二）AHCGAb 检测方法

目前常用的检测血清 AHCGAb 方法为 ELISA。

五、抗透明带抗体与不孕

透明带（ZP）是一层包绕着卵母细胞及着床前孕卵的非细胞性明胶样酸性糖蛋白膜，主要由 3 种糖蛋白组成且内含特异性精子受体，是卵母细胞及颗粒细胞分泌的，覆盖于卵母细胞及着床前受精卵外的一层基质。在受精过程中及早期孕卵发育方面具有重要作用：调节精卵识别，激活精子，导致顶体反应的发生；阻断多精受精，并能保护受精卵。

（一）ZP 的生物学特征

ZP 是包绕哺乳动物卵细胞外的一层非细胞结构，受精时，精子首先必须穿过 ZP。受精前，精子首先与在 ZP 的精子特异受体位点结合，精子与 ZP 结合后，依靠精子的酶系统产生局部溶解作用，受精后 ZP 恢复完整性，保护受精卵的发育，防止受精卵在输卵管内溶解，并保证受精卵向宫腔内的运送。受精后 ZP 的结构发生改变，受精卵膜的皮质颗粒释放某些物质，抵制 ZP 蛋白再被精子的透明质酸酶溶解，ZP 不再次发生反应，抑制再次受精作用。

（二）抗 ZP 抗体产生原因

ZP 有着很强的免疫原性，能诱发机体产生全身或局部的细胞与体液免疫反应，产生抗 ZP 抗体（AzpAb），近年来 AzpAb 在不孕不育症中的意义逐渐受到关注。

AzpAb 产生的机制尚不完全清楚。目前推测认为育龄妇女 ZP 在每次排卵和卵泡闭锁后的机体局部反复吸收，当机体遭受与 ZP 有交叉抗原刺激或各种致病因子使 ZP 蛋白结构变形，以及体内免疫识别功能障碍时，可刺激机体产生 AzpAb，最终产生损伤性抗 ZP 免疫，使生育力降低；或由于感染致使 ZP 变性，刺激机体产生 AzpAb。AzpAb 可导致卵母细胞加速破坏和耗竭而导致卵巢早衰。此外,也可能 AzpAb 是自身免疫型卵巢炎的表面现象。

(三)AzpAb 导致不孕的机制

(1)AzpAb 与 ZP 上的精子受体结合,或 AzpAb 遮盖了位于 ZP 上的精子受体,使精子不能认识卵子,也就无从与卵子结合,阻止精卵结合。

(2)AzpAb 能使 ZP 结构加固,即使精卵结合,受精卵被包裹在坚固的 ZP 内,不能脱壳着床。

(3)抗体可以稳定 ZP 表面结构,因而能抵抗精子顶体酶对 ZP 的溶解作用,使精子穿透不了 ZP。

(4)卵子如已受精。因透明带结构的稳定,致胚胎被封固在 ZP 内而无法着床。

六、抗滋养层细胞膜抗体与不孕

对孕妇而言,胎儿是一个半非己的同种异体移植物。对胎儿而言,它具有来自父方和母方的基因,胎儿之所以不被排斥,主要依赖于母体对胎儿特殊的免疫调节,这种调节可以制止或改变对胚胎不利的免疫因素,以达到新的免疫平衡,如平衡失调即可导致流产。胚胎的外层即合体滋养层是直接与母体循环相接触的部分,免疫组化证实合体滋养层不表达任何 HLA 或 ABO 抗原,这点被认为是确保胎儿成活的保护性机制之一,但是合体滋养层浆膜上却明显存在有抗原系统,并且可被母体识别。至于这些抗原的性质尚无统一定论,但它们却不容置疑地影响着孕妇与胎儿之间的免疫平衡。

在合体滋养层浆膜上有可被母体识别的抗原系统,它们的存在影响着孕妇与胎儿之间的免疫平衡,研究表明在不明原因流产的妇女血清中,抗滋养层细胞膜抗体(TAAb)比正常孕妇明显增高,这种抗体的增高与流产之间有着密切联系。

(一)TAAb 的产生及与封闭抗体的关系

滋养层细胞表面有大量的滋养层细胞膜抗原(trophoblastioantigen,TA),其抗血清能和淋巴细胞发生交叉反应,称为滋养层-淋巴细胞交叉反应性抗原(trophoblast-lymphocyte cross reaction antigen,TLX)。正常妊娠时,脱落的滋养层细胞或胎儿细胞通过胎盘进入母体血液循环,刺激母体针对胚胎的 HLA-Ⅱ类抗原和 TLX 产生免疫识别和免疫反应,生成特异性的抗体。这些特异性抗体通过与胎儿胎盘滋养叶抗原或母体淋巴细胞结合,遮盖来自父源的 HLA 或干扰淋巴细胞介导的细胞毒作用,防止胚胎父系抗原被母体免疫系统识别和杀伤,使胎儿、胎盘不致受损,发挥一种保护性免疫增强反应.被称为“封闭抗体(blocking antibody,BA)”。TA 分为 TA1 和 TA2,这两种抗原的作用相互拮抗,前者位于滋养层细胞上,诱导产生细胞毒性淋巴细胞反应,后者位于滋养层细胞、淋巴细胞、内皮细胞上,实质就是 TLX,刺激母体产生封闭抗体,封闭 TA1,使其不被免疫系统识别,正常妊娠得以维持。当夫妇间具有相同的 TLX 时,不能激发母体产生抗 TLX 封闭抗体,从而使滋养细胞 TA1 暴露,遭受母体免疫攻击而流产。因此,TAAb 的存在从某种程度上提示封闭抗体不足。

研究报道有免疫性流产史的未孕妇女外周血 TA-IgG 阳性率为 28.81%~65.3%,显著高于无流产史的未孕妇女,后者TA-IgG阳性率为 2.9%~3.33%,且随着流产次数的增多,TA-IgG 阳性率也升高,二者成正相关。如果是曾经有流产史的女性结果属于阳性,应该在转阴之后考虑怀孕。

(二)TAAb 检测方法

目前常用的检测血清 TAAb 方法为 ELISA。

七、免疫性不孕的诊断

(一)病史

详细询问患者有无生殖道感染、外伤、手术史。

(二)体格检查

重点在生殖器官的检查。注意检查宫颈有无糜烂,子宫的位置、大小、形态、质地、活动度、有无压痛;附件有无增厚,有无包块、压痛;子宫骶韧带和直肠陷窝有无结节、触痛等。

(三)实验室检查

1.免疫学检查

局部(如宫颈、精液、子宫内膜等)抗体浓度的检测临床意义较大,血液中抗体的检测(如 AsAb、AoAb、ACA、EMAb 等),只能作为间接证据。

2.性交后试验(PCT)

检测精子对宫颈黏液穿透性和相容性的试验。PCT 呈阴性者,应检测宫颈黏液中的 AsAb。

(四)免疫性不孕的诊断标准

(1)不孕期超过 2 年。

(2)除外致不孕的其他原因。

(3)可靠的检测方法证实体内存在抗生育免疫。

(4)体外实验证实抗生育免疫干扰精卵结合。

上述4项标准中，满足前3项可作出免疫性不孕症的临床诊断；若同时满足4项标准则肯定临床诊断。

八、免疫性不孕的治疗

(一)消除致病诱因

积极治疗生殖道炎症，避免不必要的手术操作。

(二)避免抗原接触

女性AsAb阳性，可用避孕套隔绝6～12个月，待抗体转阴或抗体滴度明显下降后排卵期过性生活。但是，因为患者本身存在不孕，因此，应该详细了解不孕原因，针对血清AsAb阳性的患者，排除其他引起不孕的原因后，与其他疗法联合应用治疗不孕症。

(三)治疗合并症

治疗EMT及其他自身免疫性疾病。

(四)免疫抑制剂

主要用糖皮质激素。糖皮质激素对抗体的消除不具特异性，不因多种抗体并存而增加用量，治疗作用可保持半年。对免疫性不孕患者的方法有局部疗法、低剂量持续疗法、大剂量间歇疗法。使用糖皮质激素虽能抑制抗体，但不良反应较明显。

(1)泼尼松5 mg/d，连用3～12个月，停药时逐渐减量。

(2)地塞米松2.25 mg/d，3天后改用1.5 mg/d，2天后改用0.75 mg/d，2天后再改用2.25 mg/d，反复交替使用数周至6个月。

(3)大剂量糖皮质激素：泼尼松60 mg/d×7天。甲泼尼松龙32 mg，每天3次，共3～7天，每个月1个疗程。不良反应大，目前较少使用。

(五)局部疗法

用氢化可的松栓置于阴道内，用于宫颈黏液中AsAb阳性者。

(六)中药治疗

中药药理研究证实，活血化瘀中药和部分滋阴中药有抑制异常的免疫反应、消除抗体和抑制抗体形成等作用。如熟地黄、女贞子可抑制免疫功能亢进；当归、丹参、桃仁等有消炎、降低毛细血管通透性、减少炎症渗出及促进吸收的作用；甘草有类激素样作用；甘草粗提物是溶于水的多糖体，为抗体抑制因子，能抑制抗体的产生。

中药的免疫调节作用是一种整体调节，其疗效确切，作用较持久，毒副作用轻微，具有显著的优势。罗颂平等研究表明，中医补肾活血法治疗免疫性不孕安全、有效、简便，并能显著缩短疗程，可广泛应用于临床。

针对 AsAb 和 EMAb 阳性患者，中药消抗灵治疗效果良好。组方：丹参 20 g，赤芍 10 g，红花 3 g，枸杞子 15 g，熟地黄 15 g，当归12 g，白芍 10 g，益智仁 10 g，黄芪 15 g，党参 15 g，菟丝子 12 g，鹿角霜 10 g，山茱萸肉 10 g，香附 10 g，牡丹皮 6 g，泽泻 6 g，甘草 3 g，并结合辨证施治随证加减。每天 1 剂，水煎服，早晚空腹服用，30 天为 1 个疗程。辨证：肝肾阴虚型，知柏地黄汤合左归饮加减；阴虚夹瘀型，四物汤加减。

针对 AoAb 阳性患者，抗卵衰冲剂效果良好。药物组成：熟地黄 20 g，山药 15 g，山茱萸 15 g，茯苓 15 g，泽泻 15 g，牡丹皮10 g，女贞子 15 g，墨旱莲 15 g，仙茅 15 g，淫羊藿 20 g，紫河车 3 g，菟丝子 15 g，桃仁 10 g，红花 15 g，川芎 15 g，当归 15 g，香附 15 g，赤芍 20 g，柴胡 15 g，知母 10 g，黄柏 10 g，黄芪 20 g 等，每天 3 次冲服。

(七)中西医结合治疗

免疫性不孕症是临床难治性疾病，单用免疫抑制剂难以奏效，且产生干扰生殖功能的不良反应。李大金认为滋阴降火中药有调低免疫功能的作用。应用知柏地黄丸治疗免疫性不孕症，精子抗体阴转率为81.3%，妊娠成功率为25.0%。因此，采用中药复方，配合辅助生殖技术，不失为免疫性不孕症的有效治疗手段。

(八)维生素 E 及维生素 C

维生素 E 可减少抗原的产生，加速抗体的消除。维生素 C 可加强维生素 E 的作用。因此，在免疫性不孕症的治疗中，应常规应用。

维生素 C 100 mg，2～3 次/天；维生素 E 100 mg，1～2 次/天。

(九)人工授精

1.丈夫精液人工授精(AIH)

将丈夫精液洗涤后注入宫腔。新鲜精液用4%人清蛋白稀释液反复洗涤3次将去除大部分精子抗体。最近报道用特异性IgA蛋白酶体外处理精子使结合抗体的精子数从90%降至10%以下,可能是一种有潜力的方法。

2.供精人工授精(AID)

确诊男方为免疫性不育,经夫妇双方同意可行AID。

(十)IVF-ET和ICSI

明显提高AsAb和抗透明带抗体阳性患者的妊娠率,但是对其他抗体阳性者,效果不佳。

(十一)主动免疫和/或被动免疫治疗

针对TAAb阳性的流产患者,在完善流产相关原因检查后,行主动免疫或被动免疫治疗。

第二节 输卵管性不孕

输卵管因为炎症、肿瘤、息肉宫内感染、EMT等病变导致输卵管阻塞、通而不畅、输卵管周围粘连,是不孕的重要原因,占不孕的25%～35%。

输卵管在女性生殖中起重要作用,输卵管不仅是连接卵巢和子宫的渠道,而且还具有拾卵、贮卵、输精及担负着运送配子和受精卵的作用,而且为胚胎的早期发育提供场所和环境。受精卵和早期胚胎在输卵管内运输是靠输卵管上皮纤毛运动和输卵管正常蠕动来完成,因此,无论是输卵管器质性病变,还是支配输卵管的自主神经功能障碍,或是内分泌功能失调,只要影响输卵管的通畅和正常生理功能,均可导致不孕。

一、病因

引起输卵管性不孕的高危因素包括输卵管原发性病变,如输卵管先天畸形;输卵管继发性损伤或机械性阻塞,如慢性盆腔炎、EMT、异位妊娠、腹部手术后盆腔粘连、反复人工流产和药物流产。

输卵管性不孕患者中有盆腔炎史者占35%～40%，其中约1/3有反复感染史；盆腔炎发作1次、2次、3次后输卵管性不孕的患病率分别为12%、23%及54%。子宫输卵管造影的结果显示输卵管阻塞的发生率为32%～68%。输卵管阻塞与人工流产术后继发感染相关，且与流产次数成正比。有1次人工流产史者，输卵管阻塞约占22%，有3次人工流产史者，输卵管阻塞约占44%，有5次及以上人工流产史者，输卵管阻塞约占75%。有流产后感染史者，输卵管阻塞可达70%；有不全流产及流产后出血2周以上者，输卵管阻塞可达40%以上。

（一）输卵管和盆腔炎症

输卵管性不孕的最重要最常见的原因是输卵管和盆腔炎症。因不孕就诊的输卵管炎病变皆为慢性输卵管炎，输卵管通畅是受孕必不可少的条件之一。当发生炎症时，输卵管最狭窄的部分及伞端很容易发生粘连或完全闭锁，因而造成不孕。炎症还可以造成输卵管壁僵硬和周围粘连，影响输卵管蠕动，同时输卵管内膜炎可破坏和影响纤毛的活动，妨碍配子、受精卵和早期胚胎在输卵管内的运送，导致不孕，输卵管内膜炎治疗不彻底可导致输卵管黏膜粘连闭塞、伞端闭塞或盆腔炎。如有渗出液或脓液积聚，可形成输卵管积脓，与卵巢粘连形成炎性包块。输卵管炎可以有上行感染造成，如不全流产、残留胎盘的继发炎症、宫内节育器等导致子宫内膜局部病灶而引起上行性感染，也可继发于阑尾炎或其他盆腹膜炎症，尤其是在输卵管伞部或卵巢周围形成炎症粘连，使输卵管伞部不能将卵巢排出的卵细胞吸入输卵管内与精子相遇。输卵管炎症同时又有阻塞时，管腔渗出物逐渐积留于输卵管腔内可造成输卵管积水或积脓。近年来人工流产、药物流产和引产的年轻女性数量明显增加，造成输卵管炎症和输卵管阻塞的发病率明显提高。部分患者无急性输卵管炎临床表现，或只为亚临床感染，引起输卵管黏膜不同程度的粘连、阻塞。常见致病菌有细菌、病毒、衣原体、支原体和淋球菌等。

（二）EMT

EMT引起不孕的原因有盆腔结构改变、腹水对生殖过程的干扰造成内分泌紊乱等。盆腔解剖结构改变对输卵管功能的影响是重要的原因。盆腔内EMT所产生的炎性反应造成盆腔内组织、器官粘连。其粘连的特点是范围大而致密，容易使盆腔内器官的解剖功能异常。一般EMT很少侵犯输卵管的肌层和黏膜层，故输卵管多为通畅。但盆腔内广泛粘连可导致输卵管变硬僵直，影响输卵管的蠕动，或卵巢与输卵管伞部隔离，从而影响卵母细胞的拣拾和受精卵的输送，严重者可导致输卵管阻塞。如卵巢周围的严重粘连或卵巢子宫内膜异位囊肿破坏正常卵巢组织,可妨碍卵子的排出。

二、输卵管性不孕的诊断

临床常用的有输卵管通液,X线下子宫输卵管造影(HSG)、子宫输卵管超声造影(HyCoSy)、宫腔镜输卵管插管通液、腹腔镜检查。其他有输卵管镜检查、放射性核素子宫输卵管造影。常用检查方法的应用评价如下。

(一)输卵管通液

输卵管通液的优点是无需特殊设备、简便易行、不良反应少、费用低,还有治疗作用,能多次重复操作,可作为输卵管通畅性的初步诊断和治疗之用。如在输卵管通液术前和术后阴道B超检查,可通过盆腔内液体多少变化来提高输卵管通液诊断的准确性。输卵管通液缺点是无法观察子宫及输卵管的内部情况,无法判断何侧输卵管通畅或阻塞,阻塞部位及阻塞性质,假阻塞或假通畅率较高,如输卵管积水管腔粗大,一侧管腔可以容纳20 mL以上的液体而产生通畅的假象。对怀疑输卵管积水者,通液术后做B超检查,可确诊有无积水对诊断不明确或怀疑输卵管阻塞、积水或通畅不良伴粘连者,可做HSG确诊。循证医学认为输卵管通液检查无助于不孕症患者的病因诊断,故目前多不推荐使用输卵管通液检查作为输卵管性不孕的诊断依据。

(二)子宫输卵管造影

HSG反映输卵管通畅性的敏感性和特异性达79%和58%,被多数学者推荐为输卵管性不孕的一线检查方案。HSG可以直观地显示子宫腔的大小、形态有无畸形,宫颈内口松弛或狭窄,宫腔粘连,输卵管形态、长度、走向管腔直径,能较准确判断输卵管通畅阻塞部位、阻塞性质、输卵管积水、输卵管周围粘连及输卵管功能状态等,并可预测腹腔镜手术的必要性和预后。HSG在提供输卵管内部结构及确定阻塞部位方面,优于腹腔镜;在明确盆腔内疾病及粘连方面,不及腹腔镜。HSG诊断准确率较高,与腹腔镜检查相比,诊断符合率约80%。但推注造影剂时有时发生输卵管痉挛,或增生的内膜、息肉或肿瘤等阻塞输卵管开口时,可能造成输卵管不通的假象。另外,HSG诊断的准确性与造影技术、摄片时间和阅片医师的经验有关。

(三)子宫输卵管超声造影

子宫输卵管声学造影操作简便、无放射线、不良反应少、准确性较高,效果优于普通输卵管通液，与腹腔镜检查（腹部B超）相比，诊断符合率为50%。如用阴道B超，患者不需充盈膀胱，盆腔扫描清晰度高，与HSG准确性基本相同。缺点为对单侧输卵管阻塞的诊断准确率较低，不能观察输卵管内部结构，不能明确输卵管阻塞的确切部位，亦不易获得满意的图片。除碘过敏外目前尚不能取代HSG而广泛应用。

采用声诺维造影剂三维彩超子宫输卵管造影术，能够更加准确地反映输卵管的结构、走行阻塞部位，诊断准确率达89.1%，并且获得的造影图像立体、形象、客观，更有利于临床医师的观察和判断。

（四）宫腔镜检查

宫腔镜下可以直视子宫腔内的生理与病理变化，直视下定位取内膜活检，进行宫腔内治疗和手术，如宫腔内残留异物取出、子宫内粘连分解、子宫纵隔切开、黏膜下子宫肌瘤或内膜息肉摘除术等。可以观察输卵管开口的形状，子宫内膜发育情况、内膜息肉、肌瘤畸形、粘连、异物、炎症等，也可发现微小组织变异，如局限性子宫内膜增厚、草莓样腺体开口、异性血管等。宫腔镜下输卵管插管通液诊断输卵管通畅性准确性高，对输卵管近端阻塞治疗效果较好。

宫腔镜比传统的诊刮、HSG及B超检查更直观、准确、可靠，能减少渗漏，被誉为现代诊断宫腔内病变的金标准。

（五）腹腔镜检查

腹腔镜下通液是评价输卵管通畅性的金标准。在腹腔镜直视下观察盆腔，并经宫颈口注入亚甲蓝液，观察亚甲蓝液在输卵管内的流动情况，即可判断输卵管是否通畅和明确阻塞部位。术中还能直接观察子宫、双侧输卵管和卵巢的形态，了解有无盆腔粘连炎性包块、结核、EMT、肿瘤或畸形等，且可取活检。腹腔镜检查对EMT的诊断准确性高。检查同时还可对子宫、双侧附件及盆腔的异常情况进行处理，如分离粘连囊肿剥除、电灼EMT病灶、输卵管造口术等。腹腔镜不能了解宫腔及输卵管管腔的情况，手术费用高，对技术和设备的要求也较高，手术可能发生并发症。

近年来，经阴道注水腹腔镜（THL）联合宫腔镜检查在输卵管不孕的诊断和治疗方面得到了广泛的关注。THL经直肠子宫陷凹入路穿刺套管，注入生理性液体作为盆腔膨胀媒介，进入微小内镜，进行诊断和治疗的新型微创手术。在液体的环境中，输卵管、卵巢保持自然位置，便于对其结构进行系统观察。手术可在门诊局部麻醉下进行，手术创伤小、无需腹壁切口、费用低，对于检查不孕和一些盆腔疾病较为准确。术中可观察盆腔情况，同时还可进行简单的治疗性操作，如分离轻度粘连、输卵管通液、活检，卵巢打孔术等。但 THL 对盆腔前部病变无法观测，另外盆腔粘连可影响对盆腔的全面检查，THL 检查存在一定的局限性，因此应该严格掌握手术指征。

（六）输卵管镜

输卵管镜是一种可以直视输卵管内部结构以发现输卵管管腔内各种病理改变的检查方法。在输卵管镜下直视整条输卵管内膜情况，可以发现输卵管近段不同程度的狭窄、粘连、息肉、黏液栓及内膜憩室等病变，以及远端炎性血管管型、黏膜萎缩、原发上皮皱襞消失等输卵管积水的特征性改变。并可在直视下插管通液、取出管腔内的栓子、取活检及分离粘连等。其最主要的优点在于，对输卵管性不孕的患者在决定首选显微手术或 IVF 前，对输卵管的病变作出非侵袭性的评价，而对原因不明性不孕症则具有诊断和治疗的双重作用。输卵管镜价格昂贵、易损坏，检查和疏通术费用较高；操作复杂，视野小，对人员和技术的要求均较高，疏通疗效并不突出，临床价值尚待研究。

三、输卵管性不孕的治疗

（一）药物治疗

对患有慢性盆腔炎症者，首先抗炎、对症治疗。

1.抗生素

选择敏感抗生素，月经第 5 天开始，连服 15～20 天第 2 个月开始宫腔注药。

2.地塞米松

20 天减量法：月经第 5 天开始服，每天 3 mg 服 5 天，2.25 mg 服 5 天，每天 1.5 mg 服 5 天，每天0.75 mg服 5 天，共 20 天。与抗生素联合应用。

3.中药

选择口服大黄䗪虫丸、桂枝茯苓胶囊、桃红四物汤等。选用活血化瘀、软坚散结中药液保留灌肠。这些中药具有活血化瘀、理气行滞、清热解毒、软坚散结之功效，并具有抑菌、抗炎、消除粘连、疏通管道等作用。

4.物理疗法

超短波透热疗法、药物离子导入等。

（二）手术治疗

根据输卵管病变的部位性质及阻塞的程度选用不同手术方法治疗。

1.宫腔注药

手术时间、方法及禁忌证同输卵管通液,选择庆大霉素、地塞米松、α-糜蛋白酶加生理盐水或右旋糖酐-40 30～50 mL,隔天1次,每月宫腔注药2～3次,或复方丹参注射液14 mL,加生理盐水20 mL宫腔注药。

宫腔注药前后B超检查对照。根据注液压力大小、注液量、腹痛情况结合B超下检查子宫直肠凹液体量的增加与否,可以判断宫腔注药效果。如果注药的阻力越来越小,表示管腔阻塞部分逐渐被疏通;输卵管完全通畅后第2个月可做HSG,了解输卵管通畅度。如果注药治疗2～3次无明显进展,则应停止宫腔注药治疗。

宫腔注药价格便宜,操作简便,不需特殊设备,适用于输卵管近端管腔狭窄、管腔轻度粘连阻塞,黏液栓阻塞或输卵管通畅不良伴输卵管周围轻度粘连的患者。对输卵管积水伞端阻塞及周围粘连疗效不佳。

反复的宫腔操作可能增加子宫和输卵管感染,导致医源性的输卵管阻塞、盆腔炎症或盆腔粘连。

2.宫腔镜下输卵管插管通液治疗

(1)输卵管插管通液的指征:①HSC显示输卵管通而不畅;②先天性输卵管纤细、迂曲、过长者;③输卵管近端阻塞,尤其是子宫角部阻塞者效果较好;④轻度管腔粘连或阻塞的患者。

(2)输卵管插管通液通畅度判断及注意事项:插管通液时以液体反流和推注压力大小来判断输卵管通畅度,20 kPa为阻力小,53.33～106.67 kPa为阻力中等,>133.33 kPa为阻力大。

插管通液时可同时用腹部B超监测注入液体的流向,以及输卵管内、卵巢窝周围或子宫直肠陷凹液体聚集状况。

通液后5～7天B超复查,了解有无输卵管积水、盆腔积液等。若无异常情况,可每月通液1次,直至输卵管通畅为止。必要时选择HSG复查。

输卵管远端阻塞最好选择宫、腹腔镜联合手术。

(3)输卵管插管通液疗效及特点:可直接检视子宫腔内的生理、病理变化和输卵管开口情况,直视下定位子宫内膜活检。对合并有子宫内膜息肉、黏膜下肌瘤等轻微病变的患者可同时给予治疗。输卵管插管通液是直接将液体注入输卵管管腔内,在输卵管管腔内形成较高的压力,容易使管腔轻度粘连、组织碎片及黏液栓、小血栓等被冲开。

输卵管插管通液的疗效高于宫腔注药,且腹痛明显减轻。缺点是宫腔镜无法观察及评价输卵管伞端及盆腔粘连情况，对输卵管远端阻塞、伞端积水治疗效果差。无腹腔镜监视下插管有时可能造成输卵管穿孔。

3.介入放射学治疗

由于输卵管的特殊解剖和形态，药物治疗很难取得满意疗效。输卵管介入再通术主要是采用导管导丝等专门器材，通过插入导管、导丝，利用导丝的推进、扩张、分离作用等，使输卵管疏通至伞端。该手术具有直观性、可视性、操作简便、安全、损伤小的优点，可在门诊进行；熟练者输卵管插管成功率约 96%，手术时间一般20 分钟左右，术后观察 1 小时即可回家。介入再通术成功者，术后第 2 个月再次行 HSG，评估输卵管通畅情况，如输卵管正常可以促进排卵治疗，早日妊娠如输卵管再次阻塞，可行第 2 次介入再通术。

介入治疗为治疗输卵管阻塞开辟了一条新的治疗途径，主要用于输卵管近端阻塞者。近端阻塞再通成功率为 80%～90%，术后 4 年妊娠率 50%。

输卵管介入再通术对于输卵管近端阻塞比输卵管远端阻塞的再通率和受孕率高，壶腹部阻塞疗效次之，而伞部阻塞疗效最差。

输卵管介入再通术是治疗输卵管阻塞性不孕症较好的方法，但该方法需要一定的设备条件，并难以反复使用而受到限制。

4.腹腔镜治疗

腹腔镜手术适用于输卵管远端阻塞，如伞端狭窄、闭锁、积水、积脓；输卵管结扎术后要求复通；采用辅助生殖技术前的辅助治疗，如输卵管积水行输卵管结扎术；其他类型可进行输卵管造口、整形松解盆腔粘连等治疗，恢复盆腔正常解剖形态和功能。腹腔镜手术创伤小、恢复快、住院时间短、较安全。使用腹腔镜对输卵管伞端及其周围粘连行分离术，术后宫内妊娠率为 29%～62%，与显微手术 52%的妊娠率相近；造口术后宫内妊娠率为 19%～48%。但腹腔镜不能评估不孕症患者宫腔情况，对输卵管近端阻塞或管腔内粘连无法治疗。

常用手术方法有以下几种。

(1)输卵管伞端及其周围粘连分离术：适用于 HSG 显示输卵管通畅，而伞端周围粘连。首选腹腔镜手术。术后宫内妊娠率与显微手术相近。

(2)输卵管造口术：HSG 显示输卵管伞端粘连闭锁，可施行输卵管远端造口。腹腔镜造口术后宫内妊娠率约 25%。该手术复发率较高，术后伞端口再闭锁或输卵管周围再次粘连，影响输卵管伞捕捉成熟卵功能。

对患有输卵管积水者不宜做造口术。因为输卵管积水者其输卵管管腔内黏膜、纤毛细胞都已受到损害，伞端有粘连，即使经过手术治疗，通液表示基本通畅，但输卵管黏膜的功能减弱甚至消失，并且输卵管伞端和输卵管管腔很容易再次发生粘连，输卵管妊娠的可能性较高。在IVF-ET时，输卵管积水管腔内的液体不断流入宫腔胚胎移入宫内，受到液体毒性的损害不能生存，必须将积水的输卵管从输卵管根部结扎。

（3）输卵管子宫吻合术：适用于输卵管间质部及峡部阻塞者。

（4）输卵管端端吻合术：适用于输卵管结扎后要求复孕者。此类手术成功率较高，妊娠率可高达84%。

5.宫腔镜联合腹腔镜治疗

宫腔镜联合腹腔镜治疗适用于输卵管阻塞同时可能存在宫腔病变的不孕患者。宫、腹腔镜联合应用治疗输卵管性不孕，克服了二者单独使用的局限性，可在直视下发现宫腔及盆腔异常情况并同时治疗。宫腔镜治疗输卵管近端阻塞和管腔粘连效果最好，在腹腔镜监视下宫腔镜直视输卵管插管通液，可避免插管过深或角度不当引起子宫穿孔的危险。腹腔镜治疗远端阻塞效果较好，并可行盆腔粘连松解以恢复子宫、输卵管、卵巢的正常解剖位置与生理功能，盆腔 EMT 病灶去除，输卵管末端阻塞的造口术等。

6.体外受精胚胎移植（IVF-FT）

为解决输卵管性不孕，IVF-ET 技术应运而生。该技术跨越了妊娠必须依赖输卵管的人类生殖历史，开创了人类治疗不孕症的辅助生殖技术的新纪元。IVF-ET 技术的诞生被认为是20 世纪世界医学界医学史上最伟大的事件之一，标志性事件为 1978 年 7 月 25 日世界上首位试管婴儿 Louise Brown 在英国诞生。输卵管性不孕是 IVF-ET 的首选适应证，对无法疏通或手术难以矫正的输卵管阻塞、输卵管积水、严重盆腔粘连影响拾卵或受精卵输送障碍的输卵管性不孕，可选用 IVF-ET。IVF-ET 是一种具有远大前景的人工助孕技术，目前国内已普遍开展此项业务。IVF-ET 对技术、设备要求较高，妊娠率与年龄密切相关。

第三节　黄体功能不足

黄体功能不足（LPD）指黄体发育不全、过早退化、萎缩不全、分泌孕酮不足，以致子宫内膜分泌反应不良引起的月经失调和生育功能缺陷综合征。LPD 常导致孕卵着床障碍、黄体期出血、不孕、习惯性流产。

不孕症妇女中 LPD 发生率为 3.5%～10%，早期妊娠流产中 LPD 为 35%，复发性流产患者 LPD 发病率为 23%～67%。

一、病因

黄体功能不足的病因源于黄体分泌孕激素不足、子宫内膜接受功能不良、与子宫内膜上的孕激素受体(PR)异常有关。

(一)GnRH 脉冲频率过低

GnRH 脉冲频率过低引起卵泡期 FSH 分泌不足和排卵期 LH 高峰降低，黄体期 LH 分泌不足和抑制素升高，都会影响卵泡发育；在卵泡发育过程中，雌激素分泌不足会影响 FSH 及 LH 受体合成，排卵期和黄体期 LH 分泌不足影响颗粒细胞黄素化，导致孕酮分泌降低，虽有排卵但影响黄体的发育。因此，卵泡发育异常最终可转变成黄体细胞缺陷。

(二)甲状腺疾病

甲状腺疾病包括甲状腺功能亢进和甲状腺功能退减可反馈性抑制垂体促性腺激素分泌，造成 LPD。

(三)子宫内膜细胞孕激素受体异常

子宫内膜细胞 PR 异常对黄体分泌的激素反应性低下，即使黄体功能正常，内膜发育也不良。

(四)PRL 升高导致 LPD

PRL 可参与 LH 的释放，影响卵巢黄体的发育及孕酮的合成分泌，LPD 妇女高催乳素血症(HPRL)的发生率为 46%～70%。

(五)EMT

微小和轻型 EMT 不孕妇女 LPD 包括大的和小的黄体细胞功能异常，与卵泡期雌激素和 LH 依赖性孕酮生成减少相关。

(六)前列腺素分泌异常

子宫内膜可产生前列腺素，前列腺素分泌增加可导致黄体溶解、过早萎缩和孕激素生成减少。

(七)高雄激素血症

多囊卵巢综合征和多毛症时，高雄激素血症通过抑制 GnRH-Gn 分泌，干扰

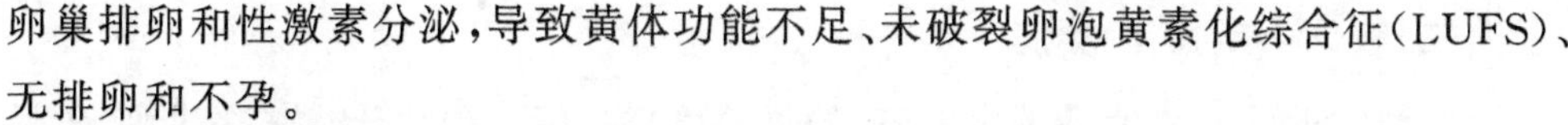

卵巢排卵和性激素分泌，导致黄体功能不足、未破裂卵泡黄素化综合征(LUFS)、无排卵和不孕。

(八)药物因素

药物因素包括氯米芬(CC)、促性腺激素、合成孕激素、前列腺素等。CC可抑制子宫内膜对孕酮的反应性，引起雌激素分泌与子宫内膜组织反应失同步化，不利于孕卵植入和胚胎发育。CC诱发排卵后，有20%～50%的患者发生LPD。CC可引起子宫内膜组织雌激素受体(ER)、PR的含量及功能异常，抑制ER生成，降低PR功能，导致子宫内膜分泌化不足。

二、临床表现

(一)黄体期缩短

正常黄体寿命14±2天，如黄体过早退化，黄体期<10天，可引起月经频发、周期缩短、经前出血、经期延长、月经过多、不孕或早孕期复发性流产。

(二)黄体萎缩不全

育龄期妇女黄体完全退化时间为3～5天，如退化时间>7天，可引起子宫内膜不规则性脱落。表现为经前期出血、经期延长、月经过多、淋漓不净。

黄体期缩短和黄体萎缩不全可单独发生，也可同时出现。

(三)排卵期出血

排卵期出血指月经中期出血，可伴有排卵痛。排卵期出血量较少，一般仅1～2天，伴有轻微下腹痛。个别患者出血较多，呈淋漓状持续到月经来潮，形成假性频发月经。

三、诊断

(一)病史和临床表现

生育期妇女出现月经周期缩短、经前期出血、经期延长、排卵期出血、不孕和早孕期复发性流产等，可考虑是否为黄体功能不足导致。使用CC促排卵时注意有无发生黄体功能不足。

(二)基础体温(BBT)测定

BBT为双相，高温相≤10天，体温上升<0.3 ℃，BBT曲线呈阶梯形缓缓上升或不稳定。

(三)黄体中期血 P 测定

黄体中期血 P 浓度是判定 LPD 的重要可靠指标。但由于黄体中期血 P 呈脉冲式分泌,24 小时内波动范围极大,其血 P 峰值出现的时间及脉冲的大小个体差异极大。为准确判断黄体功能,在排卵后第 4,6,8 天动态观察血 P 浓度。3 次 P 的平均值 $>$ 15.9 nmol/L 提示有排卵,$<$31.8 nmol/L 为 LPD,$>$31.8 nmol/L 黄体功能尚可,$>$47.7 nmol/L 黄体功能良好。

(四)子宫内膜活检

子宫内膜活检是诊断黄体功能不足最经典、最可靠的方法,也是诊断黄体功能不足的金标准。因为黄体晚期子宫内膜受血 P 影响最大,因此子宫内膜活检选择在月经前 2～3 天诊刮,如子宫内膜的组织学发展相对于月经周期落后 2 天以上,可诊断为黄体功能不足。

如果以月经来潮作为计算排卵的方法,大部分子宫内膜活检的结果提示子宫内膜发育迟缓。如果以超声和测定 LH 峰的方法确定排卵日期,几乎很少有活检结果提示子宫内膜发育异常。故诊刮的最佳时间应以超声和 LH 峰的检测来确定。

常见的子宫内膜病理报告为分泌化不良型,提示孕酮分泌不足。病理报告为不规则脱落型子宫内膜,即退化分泌期子宫内膜和新增生性子宫内膜同时存在者,提示黄体萎缩不全。

由于诊刮是一种创伤性手术,并且同一患者同一子宫内膜组织标本,不同病理学家的诊断差异率可达 20%～40%,因此,目前子宫内膜病理检查不再作为诊断黄体功能不足的常规方法。

(五)超声检查

可以从形态学上了解卵泡发育、排卵、子宫内膜和黄体形成情况,并排除 LUFS。

四、治疗

治疗原则是控制异常子宫出血,调节月经,促进排卵和补充黄体。

(一)止血治疗

生育期妇女出现异常子宫出血首先应该排除妊娠合并流产或血液系统疾病,做尿 HCG 或血 β-HCG 检查、血细胞分析,如无异常给予诊刮止血和/或性激素检测,诊刮兼有诊断和治疗双重作用。在尚未明确黄体功能不足诊断之前,不

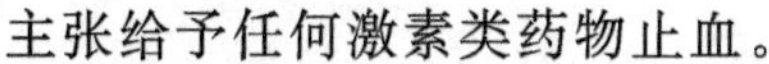

主张给予任何激素类药物止血。

偶尔出现排卵期少量出血一般不需治疗，出血可自行停止。经常发生排卵期出血的患者，可自月经第 10 天开始，每天口服补佳乐(戊酸雌二醇)1 mg，血止后 3 天停药。效果不佳者选用避孕药调整月经周期。

(二)补充孕激素

B超监测排卵后或 BBT 升高第 2 天补充孕激素，一般需用药12～14天，妊娠后酌情用至8～12 周。有以下几种途径给药，可选择其一。

1.肌内注射黄体酮

根据不同促排卵方案的需要选择用药。排卵后隔天肌内注射黄体酮 20～40 mg，共12～14 天。在IVF-ET使用 GnRH 激动剂和拮抗剂的预测超促排卵(COH)周期，需要加大黄体酮剂量，每天肌内注射黄体酮 40～80 mg，连用14 天。妊娠后继续使用。

2.阴道栓剂

雪诺酮每剂含微粒化孕酮 90 mg，每天 1～2 次。其疗效与黄体酮肌内注射相似。

3.口服给药

(1)地屈孕酮(商品名达芙通)：每片 10 mg，每天 20～40 mg，分 2 次口服。

(2)黄体酮胶囊(商品名益玛欣)：每粒 50 mg，每天 200～400 mg，分 2 次口服。

(3)黄体酮胶丸(商品名琪宁)：每粒 100 mg，每天 200～300 mg，分 2 次口服。

(4)黄体酮软胶囊(安琪坦)：每粒 100 mg，每天 200～300 mg，分 2～3 次空腹口服或阴道给药；妊娠后选择阴道给药。

(三)HCG

排卵后 2～3 天开始，HCG 2 000 IU 肌内注射，每 2～3 天 1 次，共 3～5 次。如促排卵时有多个优势卵泡发育成熟，有发生卵巢过度刺激综合征(OHSS)风险的可能时，禁用 HCG 补充黄体。

(四)雌激素

在 COH 周期，黄体后期不仅孕酮水平下降，E_2 水平也下降。补充 E_2 有助于维持黄体功能和提高妊娠率。排卵后每天口服戊酸雌二醇 4～6 mg，持续整个黄体期。

(五)促排卵治疗

促排卵治疗适用于计划妊娠的黄体功能不足患者。遵照个体化原则，制定促排卵方案。

(1)CC＋HCG：月经第2～5天开始口服CC 50～100 mg/d，连续5天，卵泡直径≥18 mm时，HCG 10 000 IU肌内注射。排卵后2～3天，HCG 2 000 IU肌内注射，每2～3天1次，共3～5次。

(2)HMG/FSH＋HCG：月经第2～5天开始肌内注射HMG/FSH 75～150 IU/d，连续5天，卵泡直径≥18 mm时，HCG 10 000 IU肌内注射(多卵泡成熟时不用HCG，改用丙氨瑞林或达菲林)。排卵后2～3天，HCG 2 000 IU肌内注射，每2～3天1次，共3～5次。或肌内注射黄体酮，每天或隔天20～40 mg，连用12～14天。

(3)诱发卵泡成熟后(卵泡直径≥18 mm)，注射HCG 10 000 IU，隔天B超监测。卵泡排出后，当天及第2天分别再注射HCG 10 000 IU和5 000 IU，以支持黄体发育且避免干扰孕卵着床(即所谓早早孕期血HCG检测)，可能有多个LH峰值促多卵泡排卵。

(六)其他LPD病因治疗

(1)溴隐亭疗法：适用于合并HPRL的LPD患者。溴隐亭1.25～5 mg口服，直至月经来潮或确立妊娠停药。

(2)避孕药：卵巢性高雄激素血症合并黄体功能不足者，来月经第1～5天开始服达英-35、优思明或其他避孕药，每天1片，连续服21天，共3～6个月。肾上腺性高雄激素血症合并黄体功能不足者，来月经1～20天口服地塞米松0.75 mg，每天3次。

(3)治疗甲状腺功能亢进或甲状腺功能减退。

参考文献

[1] 孙国强，肖梅，陈湘漪.产科诊疗常规[M].武汉：华中科技大学出版社，2021.

[2] 王红，邢芝兰，杨位艳，等.妇产科常见病临床思维与实践[M].哈尔滨：黑龙江科学技术出版社，2022.

[3] 刘志强，徐振东，俞卫锋，等.产科重症监护与治疗[M].上海：上海科学技术出版社，2021.

[4] 刘辉，张楠，王素平，等.现代妇产科基础与临床[M].哈尔滨：黑龙江科学技术出版社，2022.

[5] 李玮.实用妇产科诊疗新进展[M].西安：陕西科学技术出版社，2021.

[6] 马建婷.常见妇产科疾病科普知识荟萃[M].北京：科学技术文献出版社，2022.

[7] 郑美玲，王晓丽，马忠青，等.妇科与产科常见病[M].济南：山东大学出版社，2021.

[8] 周容.产科危急重症病例解析[M].北京：人民卫生出版社，2022.

[9] 李佳琳.妇产科疾病诊治要点[M].北京：中国纺织出版社，2021.

[10] 贾娜莎，李小丹，籍霞.实用临床妇产科诊疗学[M].汕头：汕头大学出版社，2022.

[11] 张海红，张顺仓，张帆.妇产科临床诊疗手册[M].西安：西北大学出版社，2021.

[12] 熊丽丽，范丽丽.妇产科疾病中西医诊疗与处方[M].北京：化学工业出版社，2022.

[13] 苏翠红.妇产科常见病诊断与治疗要点[M].北京：中国纺织出版社，2021.

[14] 苏翠金，赵艳霞，谢英华，等.妇产科急重症抢救与监护技术[M].成都：四川科学技术出版社，2022.

[15] 郝翠云，申妍，王金平，等.精编妇产科常见疾病诊治[M].青岛：中国海洋大学出版社，2021.
[16] 李央.产科疑难重症临床病例分析[M].杭州：浙江大学出版社，2022.
[17] 人春欣.精编实用妇产科临床治疗精要[M].哈尔滨：黑龙江科学技术出版社，2021.
[18] 李卫燕，武香阁，董爱英，等.现代妇产科进展[M].哈尔滨：黑龙江科学技术出版社，2022.
[19] 法静，李艳，杨莉.妇产科常见疾病诊断与治疗[M].广州：世界图书出版广东有限公司，2021.
[20] 周冬，甘泉，肖蓉.重症产科疾病预防与康复[M].武汉：湖北科学技术出版社，2022.
[21] 刘杨.妇产科疾病诊疗及辅助生殖技术[M].哈尔滨：黑龙江科学技术出版社，2021.
[22] 董萍萍.妇产科疾病诊疗策略[M].北京：中国纺织出版社，2022.
[23] 赵文芳，田艳春，王照英，等.妇科常见病与产科并发症[M].青岛：中国海洋大学出版社，2021.
[24] 耿杰.实用妇产科临床进展[M].北京/西安：世界图书出版公司，2022.
[25] 宋继荣.妇产科基础与临床实践[M].北京：中国纺织出版社，2022.
[26] 赵峰.妇产科疾病诊断与治疗策略[M].沈阳：辽宁科学技术出版社，2022.
[27] 张静.实用临床妇产科诊疗学[M].长春：吉林科学技术出版社，2022.
[28] 冯华，周惠芳.循时调周法治疗高催乳素血症的研究进展[J].现代中西医结合杂志，2022，31(13)：1881-1885.
[29] 唐淑琼.米非司酮联合甲氨蝶呤治疗异位妊娠的临床效果[J].中国当代医药，2022，29(14)：119-122.
[30] 夏冉，李志芳，李青.前置胎盘孕妇产前出血影响因素及与妊娠结局的关系研究[J].河北医药，2022，44(11)：1642-1645.
[31] 马建峰，李姗姗，张丽君.盆腔炎汤加减治疗盆腔炎性疾病后遗症的疗效观察[J].实用妇科内分泌电子杂志，2022，9(9)：69-71.
[32] 阮祥燕，谷牧青.多囊卵巢综合征的诊断治疗与管理[J].中国临床医师杂志，2021，49(1)：3-7.